精选黄芪方 309 首

付雪艳　主编

U0380306

东南大学出版社

·南　京·

内容提要

本书是在查阅大量的史料书籍及相关文献的基础上编撰而成,全书共分为上、下两篇。上篇共分为2章,下篇共分为6章。从《圣济总录》《太平惠民和剂局方》《千金翼方》等经典古籍中筛选含黄芪的经典方剂309首,并从治疗内科、外科、妇科、儿科、脏腑五大方面疾病进行分类。包含了补中益气汤、补阳还五汤等经典方剂。每个方子从方源、组成、主治、用法等方面进行系统总结。本书保留了原方、原药、原法,通俗易懂,具有较大的临床使用价值、研究价值和收藏价值,并可为大宗药材黄芪进一步的科学研究及产品开发提供依据。

图书在版编目(CIP)数据

精选黄芪方309首 / 付雪艳主编 . — 南京:东南大学出版社,2019.6

ISBN 978-7-5641-8427-8

Ⅰ.①精… Ⅱ.①付… Ⅲ.①黄芪－中药疗法

Ⅳ.①R282.71

中国版本图书馆 CIP 数据核字(2019)第 102293 号

精选黄芪方309 首

主　编	付雪艳	责任编辑	陈　跃	
电　话	(025)83795627/83362442(传真)	电子邮箱	chenyue58@sohu.com	
出版发行	东南大学出版社	出 版 人	江建中	
地　址	南京市四牌楼2号	邮　编	210096	
销售电话	(025)83794121/83795801			
网　址	http://www.seupress.com	电子邮箱	press@seupress.com	
经　销	全国各地新华书店	印　刷	江苏徐州新华印刷厂	
开　本	700mm×1000mm　1/16	制　版	南京凯建图文制作有限公司	
字　数	131 千字	印　张	7.75	
版印次	2019 年 6 月第 1 版　　2019 年 6 月第 1 次印刷			
书　号	978-7-5641-8427-8			
定　价	50.00 元			

＊本社图书若有印装质量问题,请直接与营销部联系。电话:025-83791830。

《精选黄芪方309首》编者名单

主　编：付雪艳

副主编：李婷婷　董　琳　黄晓芬　王呈祥（广西中医药大学）

编　委：叶梦怡　张　蕾　张　妍　张义伟　权洪峰　崔宏昇　崔高畅　周　昊　唐　丽（中央民族大学）　折改梅（北京中医药大学）　李国玉（哈尔滨商业大学）　徐　涛（宁夏平罗县保安堂中医院）

其他作者单位均为宁夏医科大学

前　言

黄芪始载于《神农本草经》，是补气佳品，广泛应用于中医临床，有"气中血药""疮家圣药""补气诸药之最"等诸多美称。主产于我国西北地区，是西北地区特有的大宗中药材，其产量占全国总产量的80%以上。

南北朝时期《本草经集注》首次评价质量，称"第一出陇西洮阳，色黄白甜美，今亦难得，次用黑水宕昌"，认为今甘肃临潭出者为上等品，甘肃宕昌、武山产者次之。唐代产区发生变迁，以今甘肃镇原、宁县，陕西、四川为最佳。明、清以来产区北移，山西、宁夏、内蒙古成为新的产区。在历史的演变过程中，甘肃始终是中药黄芪的传统产区，甘肃出产的黄芪在国内外始终享有盛誉。

目前黄芪已成为西北地区农业生产的重要组成部分，成为该地区农户的重要收入，为我国中医药产业的发展及精准扶贫提供了重要支撑。黄芪具有较广泛的适应性，在西北、华北和东北各省（区）种植黄芪，主要在甘肃、山西、内蒙古、陕西、河北、宁夏等省（区）大面积种植，畅销国内外。

近年有关黄芪深度加工、新产品开发有了明显进展。例如甘肃研制的由黄芪、女贞子等研制开发的免疫增强剂"贞芪扶正冲剂（胶囊）"，临床上对子宫颈癌、乳腺癌等病人免疫功能改善，取得了良好的临床疗效。国内以黄芪为原料提取制成黄芪注射液（主含黄芪甲苷），在治疗心血管系统疾病中发挥较好的疗效。但对于中药大品种而言，黄芪的深度研究及产品开发却远远不足。基于此，本书在总结前人工作的基础上,对黄芪代表性经典方剂进行分类、归纳、整理,共整理方剂 309 首,包括四君子汤、补阳还五汤等经典著名方剂,以期对黄芪的进一步科学研究、产品开发及临床应用提供依据。

作者

2019. 5.

目 录

上 篇
黄芪的历史沿革及配伍规律

下 篇
黄芪方剂

上　篇
黄芪的历史沿革及配伍规律

第一章 黄芪的历史沿革

第一节 黄芪应用的历史沿革

黄芪为豆科植物蒙古黄芪 *Astragalus membranaceus*(Fisch.)Bge. var. mongholicus(Bge.)Hsiao 或膜荚黄芪 *Astragalus membranaceus*(Fisch.) Bge. 的干燥根。春、秋二季采挖,除去须根和根头,晒干使用。

《神农本草经》始载"黄耆",李时珍释其名曰:"耆,长也,黄耆色黄,为补药之长,故名。"两个名称的应用大致可划分为三个阶段,从《神农本草经》到清道光十三年(公元1833年),历代本草均记载药材名"黄耆";自清代杨时泰著《本草述钩元》云:"黄耆一作芪,八月采根……",出现"黄耆"与"黄芪"两名;1963年版中国药典中首次收载"黄芪"为药材名,以后的历版中国药典均采用"黄芪"一名,此后的相关文献均以"黄芪"作为药材名。肖培根等学者认为:现今常将"耆乃芪之源,古今一脉相承"。

汉代《神农本草经》首载:"黄耆味甘、微温,主治痈疽,久败疮,排脓止痛……补虚。"《金匮要略》应用黄芪补气活血、利水。如:"虚劳里急,诸不足,黄芪建中汤主之。"黄芪建中汤用黄芪甘温益气治中气不足证。"血痹阴阳俱微,寸口关上微,尺中小紧,外证身体不仁,如风痹状,黄芪桂枝五物汤主之。"黄芪桂枝五物汤用黄芪扶助阳气治营卫气血不足之血痹病。"风水(湿),脉浮身重,汗出恶风者,防己黄芪汤主之。"防己黄芪汤用黄芪益气固表治风水(湿)病。由此可见,汉代确立了黄芪补气活血、利水的基本功效。

至魏晋、南北朝时期,黄芪则为治痈要药。《名医别录》曰:"黄耆,生蜀郡山谷、白水、汉中……妇人子脏风邪气,逐五脏间恶血,补丈夫虚损,五劳羸瘦,止渴,腹痛泻痢,益气,利阴气。"《刘涓子鬼遗方》应用黄芪治痈疽内虚,如治痈疽内虚热渴之黄芪汤方。

唐代孙思邈著《千金方》载："黄芪竹叶汤,黄芪、甘草、麦门冬、黄芩、芍药各三两,当归、人参、石膏、芎劳、半夏各二两,生姜五两,生地黄八两,淡竹叶一握,大枣三十枚……"其中黄芪发挥益气补中、敛疮、止渴之功。《外台秘要》所载延年疗夜卧盗汗方:"黄芪三两,牡蛎三两,麻黄根五两,杜仲二两,上四味捣筛为散……"该方用于治疗体虚、卫气不固之自汗证。

宋代,黄芪发挥益气补虚的功效,应用更为广泛。《太平圣惠方》所载黄耆汤,以黄芪为君,"益气阴,治痈溃后,气血两虚,内热口渴者"。《太平惠民和剂局方》所载牡蛎散(黄耆、麻黄根、牡蛎各一两),"治诸虚不足,津液不固,体常自汗,夜卧即甚,羸瘠枯瘦,短气烦倦"。取黄芪补气固表之功。《圣济总录》所载五补汤(黄耆三分,附子、人参、槟榔、白术、百合、酸枣仁、白茯苓、麦门冬、桂各半两)及《三因极一病证方论》所载六神汤(黄芪、莲房、葛根、枇杷叶、炙甘草、天花粉各等份),皆取黄芪益气补虚之功。

金元时期对黄芪功效总结已较为完善。张元素言黄芪"甘温纯阳,其用有五:补虚不足,一也;益元气,二也;壮脾胃,三也;去肌热,四也;排脓止痛,活血生血,内托阴疽,为疮家圣药,五也。"又曰:"补五诸虚,治脉弦自汗,泻阴火,去虚热,无汗则发之,有汗则止之。"李杲认为"黄芪益元气而补三焦",其在《脾胃论》所拟益气方补中益气汤(黄芪15克,白术10克,党参15克,当归6克,陈皮6克,柴胡5克,升麻5克,炙甘草5克),具调补脾胃、益气升阳的功效,主治脾胃气虚、中气下陷。方中黄芪补中益气,升阳固表为主药。

明代《药品化义》载:"黄芪性温可升阳,蜜炒能温中、健脾,故内伤气虚,少用以佐人参,使补中益气……痘科虚不发者,在表助气为先,又宜生用……"对黄芪的炮制及临床配伍应用具有指导意义。《本草汇言》载:"黄芪,补肺健脾,实卫敛汗,驱风运毒之药也。故阳虚之人,自汗频来,乃表虚而腠理不密也,黄芪可实卫而敛汗。伤寒行发表而邪汗不出,乃里虚而正气内乏也,黄芪可济津以助汗……痈疡之脓血内溃,阳气虚而不愈者,黄芪可生肌肉,又阴疮不能起发,阳气虚而不溃者,黄芪可托脓毒……"明确了黄芪补虚、疗疮之功效。

清·汪昂《本草备要》载:"黄芪甘温,生用固表,无汗能发,有汗能止。温分肉,实腠理,泻阴火,解肌热。炙用补中,益元气,温三焦,壮脾胃(脾胃一虚,土不能生金,则肺气先绝。脾胃缓和,则肺气旺而肌表固实。补中即所以固表也）。生血生肌（气能生血，血充则肉长），排脓内托，疮痈圣药……"明确了黄芪的功能主治，凡气虚衰弱、阳虚自汗，或表虚有邪、发汗不出、中气下陷、痈肿疮疡内陷等，均可以本品为主治之。

第二节 黄芪炮制的历史沿革

黄芪主要含有甾醇、皂甙、黄酮、氨基酸、多糖及微量元素。其味甘，性微温，归肺、脾经，具有补气升阳、固表止汗、利水消肿、生津养血、行滞通痹、托毒排脓、敛疮生肌的作用。历代传统黄芪炮制的方法有蒸制、蜜炙、酒制、盐制、炒制、姜汁制等多种方法。目前使用最多的炮制方法是蜜炙。

1. 净制

净制是指除去原药材非药用部分及杂质，选取药用部分。黄芪始载于汉代《神农本草经》，其中记载有其性味功效，但未见有炮制方面的论述。汉代《金匮要略方论》载："去芦并叉附不用"。是最早提出"去芦"。《雷公炮炙论》载："先须去头上皱皮一重了，蒸半日，出后，用手擘令细，于槐砧上剉用"。明代《奇效良方》载："刮皮"。《普济方》载："去苗"。

2. 切制

《小儿药证直诀》载："薄切"。《证类本草》载："杵为细末"。《圣济总录》载："薄切"。《卫生家宝产科备要》载："剉去芦头"。《太平惠民和剂局方》载："洗净寸截，捶破丝擘"。《传信适用方》载："细切，以刀劈开揭薄"。现行，取原药材，除去杂质，洗净，润透，切厚片，干燥。

3. 炮制

宋代时，黄芪的炮制方法进一步发展，提出了单纯的加热制法，只有蒸制和炒制两种。南北朝《雷公炮炙论》载："蒸半日出"。宋代《校注妇人良方》载有"炒"法，明代《普济方》对炒制程度做了规定，记载为"微炙炒，略炙炒"。而且还提出了采用不同的辅料炮制黄芪，如蜜、盐、酒、姜汁、乳等。宋代始载有蜜炙法，如蜜炙、蜜炒、蜜水拌炒、蜜蒸等；同时还有盐制法，如盐水浸焙、盐水拌炒、盐蜜水涂炙等；以及酒制法、炒制法等。现行《中国药典》收载的黄芪炮制法包括蜜炙。

关于蜜炙黄芪的记载有《小儿药证直诀》载："蜜炙"。《圣济总录》载："蜜涂炙"。《局方》载："凡使先须擘开，涂蜜炙微赤色，却薄切，焙干秤，方入药用"。《传信适用方》载："称六两，以刀劈开揭薄，用白沙蜜不酸者一两，微入水少许调解，则易涂蘸，候搓匀，炙之微紫色，候冷剉碎"。《校正集验背疽方》载："去芦并叉附不用，一半生使，细剉焙干，一半炒，作寸长截，捶匾，以蜜水浸润湿，瓦器盛，盖于饭甑上，蒸三次，取出，焙干，剉碎"。《卫生家宝产科备要》载："剉碎，用蜜汤拌，铫内慢火炒，次微焙"。《扁鹊心书》载："蜜水拌炒"。《普济方》载："去芦头，细剉，焙干，为细末，入白蜜一匙，好酒一升，煮如糊"。现行，取炼蜜加适量开水稀释后，加入净黄芪片拌匀，稍闷，置炒药锅内，用文火加热，炒至深黄色，不沾手为度，取出放凉。黄芪片每 100 kg，用炼蜜 25 kg。现在人们炮制黄芪应用最多的方法也是"蜜炙"，但是经过国内研究学者考究，古时"炙"法与现代含义有所偏差，其主要表达的是"烘烤"的意思。

关于盐制黄芪的记载有《圣济总录》载："洗打破手劈如丝，以盐少许和水揉，猛火焙干"。《太平惠民和剂局方》载："洗净，寸截，捶破丝擘，以盐汤润透，用盏盛，盖汤饼上一炊久，焙燥"。《三因方》载："盐汤浸"。《校止集验背疽方》载："拣不用义附及蛀者，剉作二寸长，截拍匾，以冷盐汤湿润之，瓦器盛，盖甑，上蒸三次，焙干，剉细用"。《济阴纲目》载："盐水浸，火炙"。《外科启玄》载："盐汤润炙"。《校注妇人良方》载："盐水拌炒"。《活幼心书》载："盐蜜水涂炙"。现行，取黄芪片，用盐水拌匀，闷润至盐水被吸尽时，置锅内用文火微炒，取出放凉。黄芪每 100 kg，用食盐 1.8 kg。

关于酒制黄芪的记载有《传信适用方》载："细切，用无灰酒浸，夏月七日冬月十四日；如要急用，将慢火量煮"。《医学纲目》载："酒拌炒"。《外科证治全书》载："酒浸一宿"。现行，取黄芪片，加米酒拌匀，放 1 小时后炒炙。黄芪片每 100 kg，用米酒 12.4 kg。

除了上述炮制方法之外，历史上还有一些其他制法，如《仁术便览》载："姜汁炙"。《寿世保元》载："每一两，用桂一钱煎汤，将碗盛，饭上蒸熟"。《外科大成》载："米泔水浸炒"。《本草纲目拾遗》载："人乳制七次"。《本草新编》载:"一斤,用防风一两,先将防风用水十碗煎数沸,漉去防风之渣,泡黄芪二刻,湿透,以火炒之干,再泡透又炒干,以汁干为度,再用北五味三钱煎汤一大碗又泡,半于半湿复炒之,火焙干得地气然后用之"。《医学从众录》载:"一两五钱,用川芎一两,酒煎收入,去川芎"。《增广验方新编》载:"九制黄芪"。具体方法如下:"二斤,洗净,切片,烘干,第一次用木通二两煎水泡一夜,晒干。二次升麻一砌,照前。三次丹皮二两四钱,照前。四次沙参三两五钱,照前。五次玉竹四两六钱,照前。六次制附子一两,照前。七次五味二两,照前。八次防风二两,照前。九次蜜糖三两拌炒,制完蒸过,七日可服。每用二钱,水一杯,饭上蒸好,临时兑酒少许服,渣再煎服"。

4. 黄芪炮制理论

炮制是指中药在应用或制成其他剂型之前的加工过程,是对药材进行净制、切制或炮制处理,制成一定规格的饮片,以适应医疗要求及调配、制剂需要,保证用药安全、有效。黄芪的炮制历史悠久,内容丰富,是中医用药的特色。对于其炮制作用,古籍有记载,如《医宗粹言》载:"凉药中生用,温以补脾,必须炙熟""用蜜水涂之,慢火炙过用,补中益气……"这些"生凉熟温""温以补脾"理论在黄芪的应用中也有所体现,如《本草蒙筌》载:"生用治痈疽,蜜炙补虚损"。《炮炙大法》载:"补气药中,蜜炙用……"《得配本草》载:"补虚蜜炒"。《长沙药解》载:"凡一切疮疡,总忌内陷,悉宜黄芪蜜炙用,生用微凉,清表敛汗宜之"。《药品辨义》载:"用蜜炙能温中健脾"。

对其他炮制方法的炮制作用古籍也有描述。如《大法》载:"疮疡药中,盐水炒用"。《药品辨义》载:"……从骨托毒而出,必须咸水炒。痘疮虚不发者,在表助气为先,又宜生用"。《得配本草》载:"……嘈杂病乳炒。解毒盐水炒。胃虚米泔炒。煖胃,除泻心火、退虚热、托疮疡,生用"。《增广验方新编》载:"九制黄芪……与人参同功,气虚者服之最佳"。《本草述钩元》中载:"治痈疽生用,治肺气虚蜜炙用,治下虚盐水或蒸或炒用"。《本草从新》载:"如欲其稍降盐水炒。……用盐水炒,以制其升性"。《本草求真》载:"血虚肺燥捶扁蜜炙。发表生用。气虚肺寒酒炒。肾虚气薄盐汤蒸润切片用"。对于现代应用广泛的蜜炙法,古人也曾提出质疑。李中梓提出"古人制黄芪多用蜜炙,愚易以酒炙,既助其达表,又行滞性,若补肾及崩带淋浊药中,须盐水炒之"，认为黄芪酒炙，可助黄芪行气达表，增加其行气之功，同时增加黄芪行气活血的力量，要优于蜜炙法，若用于补肾，则亦用盐水炒。《本草新编》载："黄芪原不必蜜炙也，世人谓黄芪炙则补，而生则泻，其实生用未尝不补也"，认为黄芪生用同样具有补益的作用。黄芪蜜炙究竟有无道理，还需运用现代技术手段和试验方法，从黄芪以及蜜炙黄芪药效作用的物质基础入手，从根本上阐明黄芪蜜炙原理与蜜炙的科学性。随着时代的发展和科技的进步，传统的黄芪炮制理论、方法及工艺等已满足不了现代医疗的要求，制约了黄芪的临床应用，因此需采用现代科学技术及手段对黄芪炮制方法进行深入研究。

综上，黄芪的炮制方法多种多样，这是由古人长时间的实践和总结出的经验，并不是凭一个人或一个时代可以创造出来的。古时人们在使用药物时为了方便使用，则产生了最简单的加工方法，如洗涤、切块、打碎等方法；后来火的出现，有了炮制；随着时代的发展，各种辅料的产生，有了酒制、盐制、蜜制等方法。因此，传统的中药炮制方法是在特定的不同历史条件下，经过生产实践检验，逐步完善并发展起来的。

古代关于黄芪净制记载最多的方法是"去芦"，芦头是指主根顶端短小的根茎，顶端横生皱纹的部位，因此《雷公炮炙论》"先须去头上皱皮"应该也是指的芦头部位。《中国药典》2015 年版收录方法为"除去须根和根头"，与古代记载方法相一致。

关于黄芪的切制方法，以"剉"最为多见，后又出现"薄切""细切"等法，药典收录方法为"切厚片"。历史上黄芪出现过多种炮制方法，包括单纯的加热炮制、蜜制、盐制、酒制、乳汁制等，但现在对于其中的一些方法已经淘汰不用，目前只有蜜炙法传承下来且应用广泛。一些地方炮制规范还收载了炒制、盐麸制、米制、酒制和盐制，但是应用范围较小。

历史上多认为黄芪"生凉熟温""温以补脾"，现代认为生黄芪具有补气升阳、固表止汗、利水消肿、生津养血、行滞通痹、托毒排脓、敛疮生肌等作用，与古代记载"治痈疽、助气"等作用一致，蜜炙品现代认为主要用于益气补中，与古代记载多一致。

总而言之，黄芪炮制的方法，历史悠久并且多样，其成熟的炮制理念为现代研究提供了科学依据。而传统炮制方法是我国历代医药学家在长期医疗实践活动中逐步发展起来的制药技术,我们不应该让其在现代临床应用过程中渐渐消失,而应改进炮制工艺,改革与创新传统炮制方法,基于中医理论的指导而推出符合时代发展的新炮制工艺、新炮制方法以及新产品。今后应进一步加强对黄芪炮制机制的研究,为黄芪饮片的临床合理利用及炮制工艺和质量评价提供科学依据,以期发挥黄芪的最佳疗效。

第二章　黄芪方剂配伍规律

1. 黄芪配当归补气以生血

陈士铎言黄芪:"味甘,气微温,气薄而味厚,可升可降,阳中之阳也。无毒,专补气。入手太阴、足太阴、手少阴之经。其功用甚多,而其独效者,尤在补血。"黄芪既大补元气以固肌表,以使浮散于外之阳气有固,又可大补脾肺之气,以资生血之源;当归味厚,为阴中之阴,故能益血和营,以使阳生阴长,气旺血生。二药配伍,具有增强补气生血之力。汪昂《医方集解·理血之剂》所说:"当归气味俱厚,为阴中之阴,故能滋阴养血。黄芪乃补气之药……又有当归为引,则从之而生血矣。"气能推动血行,气滞血液必然瘀阻。芪归配伍,不仅能达到气血双补之功效,还能推动全身气血运行,亦可发挥气能摄血之功用。当归配伍黄芪的现代研究,当归黄芪配伍表现出既能补血又能益气,既能增强免疫力又可以促进造血的双重作用。另有实验研究证实,当归黄芪汤可以起到"生血"的作用,既能改变血液微循环,改善脏器缺血和缺氧程度、提高心脏的再灌注,还能增强骨髓的造血功能以达到抗贫血的目的。

2. 黄芪配金银花益气清热以排脓

黄芪补脾而生肌,补气而托疮,故有疮疡要药之称。倪朱谟言黄芪:"痈疽之脓血肉溃,阳气虚而不愈者,黄芪可以生肌肉;又阴疮不能起发,阳气虚而不溃者,黄芪可以托脓毒。"而金银花非为不散气,且能补气,更善补阴。但少用则补多于攻,多用则攻胜于补……若疑金银花为长年益寿之药则不可,两药伍用,均善治疮疡,黄芪治虚,金银花疗实,临床上凡疮疡一证,初起多实中夹虚,后期多虚中有实均可用之。两药配伍,黄芪配金银花益气之中兼解毒排脓、养阴补虚之功,补中寓泻,补不碍邪,且温而不燥,鼓舞气血生长而无助热之虞;金银花配黄芪清热解毒排脓之中,又具益气养阴之力,泻中寓补,泻不伤正,性寒而无凝遏之弊。

3. 黄芪配地龙益气活血以通络

黄芪大补脾胃之元气以资化源,固摄经络真气,使气旺以促血行,祛瘀而不伤正。张志聪言:"黄芪内资经脉,外资肌肉,是以三证咸宜。又曰补虚者,乃补正气之虚,而经脉调和,肌肉充足也。"地龙性善走窜,长于通经活络。李时珍曰:"其性寒而下行。性寒故能解诸热疾;下行故能利小便、治足疾而通经络也。蚯蚓本有钻土之能,化血之力,而凡跌扑受伤,血瘀经络,又安有任其停蓄而不为之消化乎。"二药配伍,增强补气通络之力,使药力能周行全身。如补阳还五汤中,黄芪补益元气,意在气旺则血行,瘀去络通,重用为君;地龙痛经活络,力专善走,周行全身,以行药力。二药伍用,补气药与活血药相伍,使气旺血行以治本,祛瘀通络以治标。

4. 黄芪配升麻、柴胡补中益气以升阳

黄芪甘微温,入脾肺经,功可补中益气,升阳固表,为补中升阳之要品。张山雷曰:"黄芪,补益中土,温养脾胃,凡中气不振,脾土虚弱,清气下陷者最宜。"升麻入脾胃经,善引清阳之气上升,为升阳举陷之要药。柴胡辛凉,入肝胆经,善于升举脾胃清阳之气。三药同用,寒热并用,补泻共施,升清阳而降阴火,顺应脏腑升降之势,升发阳气,而使脾气周流运转周身,共奏升清降浊、升阳举陷之功。在补中益气汤中,重用君药黄芪以补中益气、升阳固表,佐以少量升柴以协助君药升提下陷之中气。临床上用治脾胃气虚、清阳下陷,以及由气虚而致摄纳不力所形成的久泻、脱肛、脏器下垂等证。

5. 黄芪配牡蛎益气固表以止汗

黄芪味甘微温,补脾肺之气,益气实卫,固表止汗。汪昂言其:"甘温,生用固表,无汗能发,有汗能止。丹溪云:黄芪大补,阳虚自汗,若表虚有邪,发汗不出者,服此又能自汗。"煅牡蛎咸涩微寒,归肝胆肾经,功可敛阴潜阳,长于收涩敛汗,内服外用均有效。二药配伍,一实卫,一通营,共奏益气固表敛汗之功。在牡蛎散中,煅牡蛎敛阴潜阳,固涩止汗为君药;生黄芪甘微温,益

气实卫,固表止汗,为臣药;君臣相配,一为升阳补气,一为益阴收涩,则使益气剑阴、固表止汗的力量增强,是为益气固表、敛阴止汗的常用组合。《景岳全书》曰:"损者多由于气,气伤则血无所藏。"而汗血同宗,故黄芪用生者,味甘微温,入手少阴经,功能益气实卫,补虚益损,固表止汗。两药合用,标本同治,使肺气充盛而卫外密固,营阴内守而汗出可止,汗止而心阴不复受损。其中牡蛎散的黄芪、牡蛎为核心药对,发挥着重要的治疗作用。

6. 黄芪配附子益气温阳以固表

黄芪补气升阳,固表止汗;附子味辛、甘,纯阳大热,其性走而不守,上能助心阳以通脉,下可补肾阳以益火,是一味温补命门之火,温里回阳救逆的要药,且可以益命门火而暖脾胃,助阳化气以利水消肿。汪昂言其:"能引补气药以复散失之元阳,引补血药以滋不足之真阴,引发散药开腠理,以逐在表之风寒"。陈嘉谟曰其:"除四肢厥逆,去五脏沉寒。"两药相伍,黄芪有生发之性,善于益气固表,止汗固脱,伍以附子,相使为用,温中助阳,温阳益气,回阳救逆,固表止汗益彰。芪附汤中,黄芪性缓,不能到表,附子雄壮之气,能引芪直走于表,助之成功。附子性辛温气疾,走而不留也,得黄芪甘温性缓,诚各有所擅长,两相辅佐方见奇效。

7. 黄芪配白术益气养血以安胎

黄芪补益中土,温养脾胃,且可补气而安胎。陈嘉谟言其:"治女子妇人月候不匀,血崩带下,胎前产后,气耗血虚";白术性味甘苦而温,归脾、胃经,具有健脾益气、安胎等功效。二药相伍,益气健脾、养血安胎之效更佳。泰山磐石散中黄芪益气升阳以固胎元,白术甘温益脾胃清阳,为健脾益气、培补后天要药,二者相配,一则益气升阳以助胎元之固,二则补后天之本以资气血生化之源。胎元固,后天足,则胎有所养,胞有所系,胎元犹如泰山之固而无陨堕之虑。临床上用治气血虚弱所致的胎动不安,或屡有堕胎宿疾、面色淡白、倦怠乏力、不思饮食等症。

8. 黄芪配川芎益气行气以活血

黄芪为补气之圣药,前人又称之为"疮家圣药";川芎辛散温通,既能活血,又能行气,可"旁通络脉"。李时珍曰:"芎䓖血中气药也……辛以散之,故气郁者宜之。"其与黄芪配伍,益气活血通络,主治气血虚不能托毒外透之痈疽肿痛,脓成不溃证。透脓散中重用黄芪益气以托毒,鼓动血行,使正气足以祛邪外出,而欲使脓成毒泄,非独一味黄芪益气所能奏效,故又合川芎活血补血,养新血而破积宿血,畅血中之元气;二者伍用,即补益气血,扶正以托毒,又通畅血脉,共奏益气活血托毒之效。

9. 黄芪配山药以益气健脾以生津

生黄芪升阳益气,助脾气上升,复其散精达肺之职。陈嘉谟言黄芪治"消渴腹痛"。山药补脾养肺固肾精,二者一阴一阳,相互促进,相互转化,益气生津,健脾补肾,健脾精,止漏浊,且山药"益气力润泽皮肤,长肌肉坚强筋骨"。玉液汤中重用黄芪、山药为君,补脾固肾,益气生津,二药相配,一则使脾气升,散精达肺,输布津液以止渴,二则使肾气固,封藏精微以缩尿,以收益气生津、润燥止渴之效。已故天津著名老中医陆观虎曰:"患糖尿病的常吃山药,尿中糖量自减,屡试屡验。"故两药配伍滋胃阴兼温脾阳,使阴中求阳。另外,现代实验发现,黄芪与山药合用具有降低血黏度、疏通微循环、解除红细胞与血小板聚集、降低血脂的功能。

10. 黄芪配人参补气以生血摄血

黄芪甘温入脾,可补气健脾;人参甘温补气,归经心脾,既为补益脾胃之要药,又能补心益智,助精养神。倪朱曰:"人参,补气生血,助精养神之要药也,故真气衰弱,短促虚喘以此补之;如荣卫空虚,用之可治也。"二药相伍,增强益气补脾之力,使脾胃气充,气血生化有源,而收补气摄血止血、阳生阴长之效。归脾汤中人参和中益元气,黄芪大补元气,气旺则血生,且气为血之帅,气壮则能摄血,使血自归经,二药相伍,独用气补药,而达到气血双补的功效,且可收到摄血止血的功效。用于治心脾气血两虚证症见心悸怔忡、健忘失眠、面色微黄等或气不摄血证症见便血、皮下紫癜、妇女崩漏等症。黄芪配伍人参的复方制剂在现代医学上已具有不错的疗效,临床实验发现,二者配伍能够提高患者免疫力,具有抗肿瘤、抗脑缺血再灌注损伤等功效。

11. 黄芪配防风益气固表以止汗

黄芪甘温,归脾肺二经,内可大补脾肺之气,外可固表止汗,黄宫绣言其"入肺补气,入表实卫,为补气药之最"。防风甘温不燥,药性缓和,为风药之润剂。二药配伍,黄芪得防风,则固表而不留邪;防风得黄芪,则祛风而不伤正。诚如《医方发挥》所谓:"防风配黄芪,一散表,一固表,两药合用,黄芪得防风则固表而不留邪,防风得黄芪则祛邪而不伤正。"玉屏风散中黄芪内可大补脾肺之气,外可固表止汗,为君药;防风走表而散风御邪,为佐药。二者相伍,充分发挥其益气解表、祛邪止汗之功用,达到标本兼治的目的。

12. 黄芪配防己益气固表以利水

黄芪甘温,味轻气浮,能补脾益肺固表,升清阳,布精微,除水湿,培上源,司气化,利水道,为补气利水之要药。防己大辛苦寒,性险而健,善走下行,通行十二经,长于除湿、通窍、利道,能泻下焦血分湿热及治疗风水要药。二药配伍,黄芪偏于补,防己重在泻。黄芪以升为主,防己以降为要,一补气,一利水,扶正祛邪,邪正兼顾,使祛风不伤表,固表不留邪,且能行水气,共奏益气健脾、利水消肿之功。防己黄芪汤中以黄芪、防风共为君药,防风祛风行水,黄芪益气固表,兼可利水,两者相合,祛风除湿而不伤正,益气固表而不恋邪,使风湿俱去,表虚得固。多用治表虚不固之风水或风湿证症见汗出恶风、身重微肿,或肢节疼痛、小便不利等症者。

13. 黄芪配伍桂枝调和营卫,行阳散邪的功效

黄芪甘温益气,实卫固表,可补在表之卫气,为补药之长。桂枝辛散温通,透达营卫,助阳化气,外可行于肌表而发散风寒,内可走于四肢而温经脉。黄宫绣言其:"有升无降,故能入肺而利气,入膀胱化气而利水,且能横行于臂,调和营卫,治痛风胁风……然总谓之行痹。"二药配伍,桂枝得黄芪益气而振奋卫阳,黄芪得桂枝,固表而不致留邪,相辅相成,寓通于补,益气温阳,和血通经,标本兼顾,祛邪而不伤正。二药相配,共奏益气温经、和血通痹之效。魏荔彤云:"黄芪桂枝五物汤,在风痹可治,在血痹亦可治也。"故多用治素体虚弱、感受外邪、邪滞血脉、凝涩不通所致肌肤麻木不仁之痹证。

14. 黄芪配熟地黄益气育阴以固表

黄芪入脾肺经，功可益气固表止汗，补气生津。黄宫绣言其"力能补肾"；而熟地黄甘温质润，入肝肾经，补阴益精以生血，为养血补虚之要药，又可滋补肾阴，填精益髓，为补肾阴之要药。古人云其"大补五脏真阴""大补真水"，二药配伍，益气固表与育阴泻火相配，育阴泻火为本，益气固表为标，使营阴内守，卫外固密。当归六黄汤中熟地黄入肝肾而滋肾阴，倍用黄芪以益气实卫以固表，且可固未定之阴，二者合用，益气固表与育阴泻火同行，使发热盗汗诸证相应而愈。临床上常用于治阴虚火旺盗汗证。

15. 黄芪配党参具有补中益气、健脾益肺等功效

施今墨先生认为党参甘温补中，和脾胃，促健运，益气生血；黄芪甘温，补气升阳，益卫固表，脱毒生肌，利水消肿。党参补中气，长于止泻；黄芪固卫气，擅长敛汗。党参偏于阴而补中，黄芪偏于阳而实表。二药相合，一里一表，一阴一阳，相互为用，益气之力更宏，共奏扶正补气之功。党参-黄芪药对方剂具有多种不同配比，以 1∶1 配比出现的频率最高，主要应用于内科、妇科、外科和五官科，在血液循环系统疾病治疗中应用最多，其主要通过相须相使配对达到相互协同作用。根据此药对的特点和应用规律用于临床，可指导临床用药，更好地服务于临床。

下　篇
黄芪方剂

第一章　治疗内科疾病

第一节　治疗虚证

1. 木香鳖甲汤

【方源】《圣济总录》卷八十八

【组成】 木香一分　鳖甲(九肋者,去裙襕,醋炙黄)一两　柴胡(去苗)一两　秦艽(去苗土)三分　黄芪一两　知母(焙)三分　白茯苓(去黑皮)三分　人参一两　桔梗(炒)三两　白术一两　甘草(炙)一两　防风(去叉)三分　肉豆蔻(去壳)一分　半夏半两　生姜(取汁,煮令汁尽,焙)三两　枳壳(去瓤,麸炒)、芍药各三分

【主治】 虚劳寒热往来,不思饮食,口舌生疮,四肢劳倦,五心烦躁,肌肤不泽。

【用法】 上一十六味细剉如麻豆大,每服半两,加生姜一分切碎,枣三枚,水三盏,煎至二盏,去滓,分温二服,早晨日晚各一次。

2. 大竹叶汤

【方源】《外台》卷十七引《古今录验》

【组成】 甘草(炙)二两　小麦(完用)五合　黄芪二两　人参二两　知母二两　大枣(擘)二十枚　半夏(洗)三两　栝楼根一两　粳米一升　黄芩一两　当归二两　生姜四两　前胡二两　芍药二两　麦门冬(去心)六合　龙骨三两　桂心三两　竹叶(切)一升

【主治】 虚劳客热,百病之后,虚劳烦扰,不得眠卧,骨间劳热,面目青黄,口干烦躁偃(渠斤切烦也)不自安,短气乏力,食不得味,纵食不生肌肤,

胸中痰热,烦满愤闷。

【用法】 上十八味,切,用东流水二升,煮取五升,去滓。分服一升,日三夜二。不过两剂,如汤沃雪效。忌海藻、菘菜、羊肉、饧、生葱。

3. 知母汤

【方源】 《圣济总录》卷三十一

【组成】 知母(焙)半两 犀角屑、地骨皮、前胡(去芦头)、白鲜皮、柴胡(去苗)、赤茯苓(去黑皮)、人参、黄芪(剉)各一两

【主治】 伤寒后劳气,四肢烦痛,日渐虚羸,唇红颊赤。

【用法】 上九味粗捣筛,每服三钱匕,水一盏,生姜三片,煎至七分,去滓,食后温服。

4. 迎春汤

【方源】 《石室秘录》卷四

【组成】 人参一钱 黄芪一钱 柴胡一钱 当归二钱 白芍三钱 陈皮五分 甘草一钱 六曲五分

【主治】 ①《太平圣惠方》:虚劳,心腹痞满,不思饮食。②《圣济总录》:虚劳,胁肋妨闷。

【用法】 水煎服。

5. 人参补气汤

【方源】 《兰室秘藏》卷中

【组成】 丁香末二分 生甘草梢、炙甘草各三分 生地黄、白芍药各五分 熟地黄六分 人参、防风、羌活、黄柏、知母、当归身、升麻各七分 柴胡一钱 黄芪一钱五分 全蝎一个 五味子二十个

【主治】 四肢懒倦,自汗无力。

【用法】 上剉如麻豆大,都作一服,水二盏,煎至一盏,去粗,空心稍热服。

6. 柴胡丸

【方源】　《圣济总录》卷五十

【组成】　柴胡(去苗土)、枳壳(麸炒,去瓤)各一两半　白术三分　白茯苓(去黑皮)一两　丹参(去根,炙)、黄芪(剉)各二两

【主治】　大肠虚腹痛,不能久立,或腹中虚鸣。

【用法】　上六味捣罗为末,炼蜜和丸如梧桐子大,空腹粥饮下三十丸,日三服。

7. 人参保肺汤

【方源】　《黄帝素问宣明论》卷九。

【组成】　人参、柴胡、当归、芍药、桑白皮、知母、白术、川芎、黄芪、紫菀、荆芥、地骨皮各一分　茯苓(去皮)、黄芩、连翘、大黄、薄荷、山栀子各半两　甘草、桔梗各一两　石膏、滑石、寒水石各半两

【主治】　五劳七伤,喘气不接,涎痰稠粘,骨蒸潮热。

【用法】　上为末,每服三钱,水一盏,生姜三片,煎至七分,去滓,温服。泄者去大黄,同人参半夏丸服。

8. 人参黄芪散

【方源】　《太平惠民和剂局方》卷五

【组成】　天门冬(去心)三十两　半夏(汤洗七次,姜汁制)、知母、桑白皮(剉,炒)、赤芍药、黄芪、紫菀、甘草(焙)各十五两　白茯苓(去皮)、柴胡(去苗)、秦艽(去土)、生干地黄、地骨皮各二十两　人参、桔梗各十两　鳖甲(去裙,醋炙)一两

【主治】　虚劳客热,肌肉消瘦,四肢倦怠,五心烦热,口燥咽干,颊赤心忪,日晚潮热,夜有盗汗,胸胁不利,减食多渴,咳唾稠黏,时有脓血。

【用法】　上为粗末。每服二大钱,以水一盏,煎至七分,去滓,温服,食后。

9. 八物汤

【方源】 《素问病机气宜保命集》卷下

【组成】 白术、人参、黄芪、茯苓、川芎、熟地黄、当归、芍药各等份

【主治】 心肺虚损,皮聚而毛落,血脉虚损,妇人月水愆期。

【用法】 上粗末服五七钱,水一盏,煎至七分,去滓食后温服。

10. 黄芪丸

【方源】 《太平圣惠方》卷二十七

【组成】 黄芪(剉)、葛根(剉)、乌梅肉(微炒)、麦门冬(去心,焙)、栝楼根、天门冬(去心,焙)各一两 酸枣仁(微炒)、甘草(炙微赤,剉)、覆盆子各三分

【主治】 虚劳,羸瘦烦热,口舌干燥,不欲饮食。

【用法】 上件药,捣罗为末,炼蜜和捣三二百杵,丸如弹子大。每服,绵裹一丸含咽津,尽即更含咽之。

11. 黄芪丸

【方源】 《外台》卷十二引《延年秘录》

【组成】 黄芪五分 白术六分 鳖甲(炙)五分 白薇二分 牡蛎(熬)四分 茯苓六分 桂心三分 干姜四分 枳实(炙)四分 橘皮三分 当归四分 槟榔子六分 人参六分 前胡四分 附子(炮)四分

【主治】 风虚盗汗不能食,腹内有疹癖气满者。

【用法】 上十五味,捣筛,蜜和为丸如梧桐子大。一服十五丸,酒下,日再服,加至二十丸。忌酢物、猪肉、冷水、苋菜、生葱。

12. 天门冬散(3 卷)

【方源】 《太平圣惠方》卷二十九

【组成】 天门冬(去心焙)一两半 黄芪(剉)一两 桑根白皮(剉)三分 柴胡(去苗)一两 鳖甲(涂醋炙令黄,去裙襕)半两 人参(去芦头)一两 白术一两 木香三分 白芍药半两 当归一两 地骨皮半两 甘草(炙微

赤,剉)半两 熟干地黄半两 桂心半两 白茯苓一两

【主治】 虚劳寒热,四肢疼痛,黄瘦无力。

【用法】 上件药,捣粗罗为散。每服四钱,以水一中盏,入生姜半分、枣三枚,煎至六分,去滓,不计时候温服。忌苋菜。

13. 枳实散(3 卷)

【方源】 《太平圣惠方》卷二十九。

【组成】 枳实(麸炒微黄)一两 黄芪(剉)一两 青葙子一两 白前一两 黄芩半两 栝楼根一两 麦门冬(去心,焙)一两 半柴胡(去苗)一两 地骨皮一两

【主治】 虚劳烦热,不欲饮食,四肢少力。

【用法】 上件药,捣粗罗为散。每服四钱,以水一中盏,入生姜半分,煎至六分,去滓,不计时候温服。

14. 白术黄芪汤

【方源】 《圣济总录》卷三十一

【组成】 白术、黄芪(剉)各一两 山茱萸、五味子、人参、茯神(去木)各三分 半夏(汤洗七遍,炒)、前胡(去芦头)、山芋、桔梗(炒)各半两

【主治】 伤寒后胃气虚乏,不思饮食,日渐赢瘦。

【用法】 上一十味粗捣筛,每服五钱匕,水一盏半,入生姜一枣大,拍碎,同煎至八分,去滓,空心,温服。

15. 黄芪甘草汤(上卷)

【方源】 《圣济总录》卷三十一

【组成】 黄芪(剉)二两 甘草(炙)、白茯苓(去黑皮)、芍药、白术各半两 桑螵蛸(炙)、桂(去粗皮)各三分

【主治】 伤寒后虚劳短气,小肠急痛,赢劣。

【用法】 上七味呚咀如麻豆,每服四钱匕,水一盏半,入生姜一枣大,拍碎,枣三枚擘破,同煎至八分,去滓,空心,温服。

16. 黄芪姜桂汤(上卷)

【方源】 《圣济总录》卷三十一

【组成】 黄芪(剉)一两　桂(去粗皮)、干姜(炮)、人参、芍药各半两　甘草(炙,剉)一分　半夏(汤洗七遍,炒)三分

【主治】 治伤寒后藏气不足,虚乏。

【用法】 上七味粗捣筛,每服三钱匕,水一盏,入生姜三片,枣二枚擘破,同煎至六分,去滓,空心,温服。

17. 十全育真汤

【方源】 《医学衷中参西录》上册。

【组成】 野台参四钱　生黄芪四钱　生山药四钱　知母四钱　玄参四钱　生龙骨(捣细)四钱　生牡蛎(捣细)四钱　丹参二钱　三棱一钱半　莪术一钱半

【主治】 虚劳,脉弦数细微,肌肤甲错,形体羸瘦,饮食不壮筋力,或自汗,或咳逆,或喘促,或寒热不时,或多梦纷纭、精气不固。

【用法】 上哎咀,如麻豆大,每服五钱,水两大盏,煎至一盏,去粗,稍热服,食前。

18. 双和散

【方源】 《赤水玄珠》卷十

【组成】 黄芪、熟地黄、当归、川芎各一钱　白芍药钱半　官桂、甘草各七分

【主治】 补血益气,治虚劳少力。

【用法】 上为粗末,每服四大钱,水一盅半,生姜三片,枣三枚,煎至八分服。

19. 黄芪汤

【方源】 《千金翼方》卷十五

【组成】 黄芪、当归、细辛、五味子、生姜(切)、人参、桂心、甘草(炙)各

二两　芍药三两　前胡一两　茯苓四两　半夏(洗)八两　麦门冬(去心)二两　大枣(擘)二十枚

【主治】　虚劳不足,四肢顿瘵,不欲食饮,食即汗出。

【用法】　上十四味㕮咀,以水一斗四升煮取三升,去滓,一服八合,日三。

20．木香散

【方源】　《圣惠》卷二十七

【组成】　木香半两　酸枣仁(微炒)一两　人参(去芦头)三分　白术半两　黄芪(剉)三分　诃梁勒皮、槟榔、柴胡(去苗)各一两　桂心半两　白茯苓一两

【主治】　虚劳烦热,不得睡卧,两胁妨闷,不思饮食。

【用法】　上件药,捣筛为散。每服四钱,以水一中盏,入生姜半分,煎至六分,去滓,不计时候温服。

21．人参散

【方源】　《圣惠》卷二十七

【组成】　人参(去芦头)半两　黄芪(剉)三分　麦门冬(去心,焙)一两半甘草(炙微赤,剉)半两　熟干地黄一两　当归半两　白芍药、白术各三分　酸枣仁(微炒)一两

【主治】　虚劳少气,四肢疼痛,心神烦热,不得睡卧,吃食全少。

【用法】　上件药,捣粗罗为散。每服三钱,以水一中盏,入生姜半分、枣三枚,煎至六分,去滓,不计时候温服。

22．酸枣仁散

【方源】　《圣惠》卷二十七

【组成】　酸枣仁(微炒)、当归、茯神、黄芪(剉)、人参(去芦头)、五味子各一两　防风(去芦头)、甘草(炙微赤,剉)、远志(去心)、猪苓(去黑皮)、桂心、川芎、白术、白芍药、熟干地黄各半两

【主治】　虚劳烦热,惊恐不得睡卧。

【用法】 上件药,捣粗罗为散。每服四钱,以水一中盏,入生姜半分、枣三枚,煎至六分,去滓,不计时候温服。

23. 黄芪散

【方源】 《圣惠》卷二十七

【组成】 黄芪(剉)、白茯苓、当归、牛膝(去苗)、五味子、桂心、人参(去芦头)、附子(炮裂,去皮脐)各一两 半夏(汤洗七遍,去滑)半两 熟干地黄二两 白芍药三分 甘草(炙微赤,剉)半两

【主治】 虚劳小腹里急,少气羸弱,不能饮食。

【用法】 上件药,捣筛为散。每服三钱,以水一中盏,入生姜半分、枣三枚,煎至六分,去滓,不计时候温服。

24. 羌活散

【方源】 《圣济总录》卷三十一

【组成】 羌活(去芦头)、白术、黄芪(剉)、青橘皮(汤浸去白,炒)、桔梗(炒)、甘草(炙)、附子(炮裂,去皮脐)、五加皮(用茱萸半两,水一碗,煎水尽,焙干,去茱萸)各一两 桂(去粗皮)、干姜(炮)各半两

【主治】 伤寒后夹劳,肢体烦疼,早晚虚热,口苦嗌干,夜卧多汗,脚手麻痹,风劳等疾。

【用法】 上十一味捣罗为散,每服二钱匕,温酒调下,或用水一盏,生姜三片,枣一枚擘,同煎至七分,温服,不拘时。

25. 大黄芪散

【方源】 《普济方》卷二二三引《卫生家宝》

【组成】 黄芪(生,细剉)、款冬花(焙)、牛膝(去头,酒浸一宿,焙)、柴胡(去芦,洗)、秦艽(生)、青橘皮(去白,炒)、茴香(舶上者,炒)、木香(水调面裹,煨,忌伤火)以上拣净,各五钱 贝母(大者,汤泡七次)七个 杜仲(酒浸一宿,劈开,渗尽酒,炙色黄)、肉桂(去皮,不见火)、穿心巴戟(去心,生用)、甘草(炙黄)、草薢、石斛各一分 附子(大者,炮裂,去皮尖)七钱

【主治】 劳倦。

【用法】　上十六味精细洗,焙为末。每服二钱,水一盏,生姜三片,枣一枚,同煎至七分,倾向盏内,以碗盖出汁,去滓,温服,日三次,忌生冷油面炙煿,空心、食前服。

26. 黄芪丸

【方源】　《千金方》卷十九

【组成】　黄芪、干姜、当归、羌活(一作白术)、川芎、甘草、茯苓、细辛、桂心、乌头、附子、防风、人参、芍药、石斛、干地黄、苁蓉各二两　羊肾一具　枣膏五合

【主治】　五劳七伤,诸虚不足。肾气虚损,目视目𥆧,耳无所闻。

【用法】　上十九味,末之,以枣膏与蜜为丸。酒服如梧桐子大十五丸,日二,加至三十丸。

27. 黄芪丸

【方源】　《千金方》卷十九

【异名】　补益黄芪丸(《圣济总录》卷二十)

【组成】　黄芪、鹿茸、茯苓、乌头、干姜各三分　桂心、川芎、干地黄各四分　白术、菟丝子、五味子、柏子仁、枸杞、白皮各五分　当归四分　大枣三十枚

【主治】　虚劳。

【用法】　上十六味,末之,蜜如梧桐子。旦酒服十九,夜十丸以知为度。禁如药法。

28. 补天大造丸

【方源】　《医学心悟》第三卷

【组成】　人参二两　黄芪(蜜炙)、白术(陈土蒸)各三两　当归(酒蒸)、枣仁(去壳,炒)、远志(去心)、甘草(水泡,炒)、白芍(酒炒)、山药(乳蒸)各一两五钱　枸杞子(酒蒸)、大熟地(九蒸晒)各四两　河车(甘草水洗)一具　鹿角(熬膏)一斤　龟板(与鹿角同熬膏)八两

【主治】　五脏虚损。

【用法】 以龟板、鹿胶和药,加炼蜜为丸。每早开水下四钱。

29. 木香黄芪汤

【方源】 《魏氏家藏方》卷四

【组成】 黄芪(蜜炙)二两 木香(不见火)半两 人参(去芦)一两 甘草(炙)半两 白芍药、肉桂(去粗皮,不见火)、白茯苓(去皮)、牡蛎各三分 白术(炒)一两半 柴胡(去苗)一分

【主治】 虚劳,营卫不和,时或潮热,夜有盗汗,口干引饮,四肢无力,肌体黄瘦。

【用法】 上㕮咀。每服二钱半,水一盏,煎至半盏,去滓温服,不拘时候。

30. 保和汤

【方源】 《证治宝鉴》卷六

【组成】 生地 人参 茯苓 熟地 五味子 当归 白芍 知母 黄柏 地骨皮 黄芪 赤芍 赤苓 炙草 陈皮 柴胡 黄肉 天冬 麦冬

【主治】 虚劳咳嗽。

【用法】 加生姜、大枣,水煎服。

31. 黄芪散

【方源】 《普济方》卷二十七

【组成】 黄芪、麦门冬、熟地黄、桔梗、白芍药各半两 甘草二两半 五味子 人参

【主治】 咽咯血成劳,眼睛痛,四肢倦,脚无力。

【用法】 上为末。每服四钱,水一盏,煎至七分,去滓,日三服。

32. 十补丸

【方源】 《医学心悟》第三卷

【组成】 黄芪、白术各二两 茯苓、山药各一两五钱 人参一两 大熟地三两 当归、白芍各一两 山萸肉、杜仲、续断各二两 枣仁二两 远志

一两 北五味、龙骨、牡蛎各七钱五分

【主治】 ①《医学心悟》:体虚遗精。②《笔花医镜》:血气大亏;健忘,心肾不交者。

【用法】 金樱膏为丸。每服四钱,开水下。或用石斛四两熬膏,和炼蜜为丸。每早开水送下四钱。

33. 枸杞子散

【方源】 《太平圣惠方》卷二十九

【组成】 枸杞子一两 黄芪(剉)一两半 人参(去芦头)一两 桂心三分 当归一两 白芍药一两

【主治】 虚劳,下焦虚伤,微渴,小便数。

【用法】 上件药,捣筛为散。每服三钱,以水一中盏,入生姜半分、枣三枚、饧半分,煎至六分,去滓,食前温服。

34. 枣仁汤

【方源】 《千金方》卷十九

【组成】 枣核仁二合 人参二两 芍药、桂心各一两 黄芪、甘草、茯苓、白龙骨、牡蛎各二两 生姜二斤 半夏一升 泽泻一两

【主治】 ①《千金方》:虚劳,梦泄精,茎核微弱,血气枯竭,或醉饱伤于房室,惊惕松悸,小腹里急。②《圣济总录》:虚劳失精,便溺白浊,形体枯瘦,腰脚疼重。

【用法】 上十二味,㕮咀。以水九升,煮取四升。一服七合,日三。

35. 补气汤

【方源】 《魏氏家藏方》卷四

【组成】 鹿茸(去毛,剉作段,酒浸,炙)、当归(去芦,酒浸)、白术(炒)各一两 附子(炮,去皮脐)两只 北五味子(去梗)、黄芪(盐水炙)、人参(去芦)、金钗、石斛、白茯苓(去皮)、山药(炒)各半两

【主治】 虚劳咳嗽,寒热往来,四肢乏力。

【用法】 上为细粉,每服二钱,水一盏半,生姜三片,枣子一枚,煎至七

分,食前服。

36. 黄芪丸

【方源】《太平圣惠方》卷三十

【组成】 黄芪(剉)一两　防风(去芦头)半两　人参(去芦头)一两　远志(去心)半两　酸枣仁(微炒)三分　熟干地黄一两　羌活三分　白茯苓一两　薏苡仁一两　羚羊角屑三分　当归三分　桂心三分　山茱萸一两　枸杞子三分

【主治】 虚劳,四肢羸瘦,心神虚烦,筋脉拘挛,疼痛,少得睡卧。

【用法】 上件药,捣罗为末,炼蜜和捣三二百杵,圆如梧桐子大。每服不计时候,以温酒下三十丸。

37. 养荣汤

【方源】《医家心法》

【组成】 人参、当归各三钱　白术、白芍、黄芪、茯苓各二钱　陈皮、远志肉、枣仁(炒研)、肉桂各一钱　半熟地五钱　五味子、甘草(炙)各五分

【主治】 虚证。

【用法】 姜、枣为引,水煎服。

38. 白茯苓散

【方源】《太平圣惠方》卷二十九

【组成】 白茯苓一两　白术一两　甘草(炙微赤,剉)半两　黄芪(剉)一两　人参(去芦头)三分　鳖甲(涂醋炙令黄,去裙襕)一两　熟干地黄一两　当归三分　白芍药三分

【主治】 虚劳寒热,心烦体痛,吃食减少。

【用法】 上件药,捣筛为散。每服四钱,以水一中盏,入生姜半分,豉三十粒,煎至六分,去滓,不计时候温服。

39. 十全大补汤

【方源】《太平惠民和剂局方》卷五

【组成】 人参、肉桂(去粗皮,不见火)、川芎、地黄(洗,酒蒸,焙)、茯苓(焙)、白术(焙)、甘草(炙)、黄芪(去芦)、川当归(洗,去芦)、白芍药各等份

【主治】 男子、妇人诸虚不足,五劳七伤,不进饮食,久病虚损,时发潮热,气攻骨脊,拘急疼痛,夜梦遗精,面色萎黄,脚膝无力,一切病后气不如旧,忧愁思虑伤动血气,喘嗽中满,脾肾气弱,五心烦闷,并皆治之。

【用法】 上一十味,剉为粗粉。每服两大钱,水一盏,生姜三片,枣子两个,同煎至七分,不拘时候温服。

40. 大建中汤

【方源】 《备急千金要方》卷十九

【组成】 饴糖半斤　黄芪、远志、当归、泽泻各三两　芍药、人参、龙骨、甘草各二两　生姜八两　大枣二十枚

【主治】 五劳七伤。小腹急,脐下彭亨,两胁胀满,腰脊相引,鼻口干燥,目暗眮眮,愦愦不乐,胸中气急,逆不下食饮;茎中策策痛,小便黄赤,尿有余沥,梦与鬼神交通去精,惊恐虚乏。

【用法】 上十一味,㕮咀,以水一斗,煮取二升半,汤成纳糖令烊。一服八合,消息又一服。

41. 大补黄芪汤

【方源】 《魏氏家藏方》卷四

【组成】 黄芪(蜜炙)、防风(去芦)、川芎、山茱萸肉(去核)、当归(去芦酒浸)、白术(炒)、肉桂(去粗皮,不见火)、甘草(炙)、人参(去芦)、五味子各一两　白茯苓(去皮)一两　半熟干地黄(洗)二两　肉苁蓉(酒浸)三两

【主治】 虚劳气血俱虚,自汗盗汗。

【用法】 上㕮咀。每服五钱,水一中盏半加生姜五片,枣子一枚,同煎至八分,去滓,空心食前温服。

42. 黄芪饮子

【方源】 《济生方》卷一

【组成】 黄芪(蜜炙)一两半　当归(去芦,酒浸)、紫菀(洗去须)、石斛

（去根）、地骨皮（去木）、人参、桑白皮、附子（炮，去皮脐）、鹿茸（酒蒸）、款冬花各一两　半夏（汤泡七次）、甘草（炙）各半两

【主治】　诸虚劳损，四肢倦怠，骨节酸疼，潮热乏力，自汗怔忡，日渐黄瘦，胸膈痞塞，不思饮食，咳嗽痰多，甚则唾血。

【用法】　上㕮咀。每服四钱，水一盏半，入生姜七片、枣一枚，煎至七分，去滓，温服，不拘时。

43. 防风汤

【方源】　《妇人大全良方》卷五

【组成】　黄芪一两　白芍药、防风各三分　甘草半两　当归、生干地黄各三分

【主治】　劳气。因失血，荣卫损。

【用法】　上㕮咀，每服三钱，水一盏，姜三片，枣一个，煎至七分，去滓温服，食前服。

44. 十八味黄芪建中汤

【方源】　《魏氏家藏方》卷四

【组成】　黄芪（蜜炙）、熟干地黄（洗）、肉桂（去粗皮，不见火）、甘草（炙）、人参（去芦）、当归（酒浸，去芦）、鳖甲（米醋炙）、白茯苓（去皮）各二两　南术香（不见火）、地骨皮（去骨）、柴胡（去苗）、秦艽（洗净）、附子（炮，去皮脐）、五味子（酒洗）、川芎、阿胶（蚌粉炒）、半夏（汤泡七次）各一两　白芍药四两

【主治】　荣卫不调，五心烦热，状如劳疟，其疾如劳，口苦舌干，不思饮食，一切虚损。

【用法】　上㕮咀。每服两大钱，水一盏半，加生姜五片、枣二枚，煎至七分，去滓，空腹服。

45. 大黄芪丸

【方源】　《千金翼方》卷十二

【组成】　黄芪、柏子仁、天门冬（去心）、白术、干地黄、远志（去心）、泽

泻、薯蓣、甘草(炙)、人参、石斛、麦门冬(去心)、牛膝、杜仲(炙)、薏苡仁、防风、茯苓、五味子、茯神、干姜、丹参、肉苁蓉、枸杞子、车前子、山茱萸、狗脊、萆薢、阿胶(炙)、巴戟天、菟丝子、覆盆子各一两

【主治】　虚劳百病。

【用法】　捣筛炼蜜丸。酒服十丸,日稍加至四十丸。

46. 黄芪建中汤

【方源】　《备急千金要方》卷十九

【组成】　黄芪、桂心各三两　甘草二两　芍药六两　生姜三两　大枣十二枚　饴糖一升

【主治】　治虚劳里急诸不足。

【用法】　上七味,㕮咀,以水一斗,煮取二升,去滓,纳饴令消。温服一升,日三。间日可作。呕者,倍生姜;腹满者,去枣,加茯苓四两。

47. 白术黄芪散

【方源】　《黄帝素问宣明论》卷九

【组成】　白术、黄芪、当归、黄芩(去腐)、芍药各半两　石膏、甘草各二两　茯苓、寒水石各一两　官桂一分　人参、川芎各三分

【主治】　五心烦,自汗,四肢痿劣,饮食减少,肌瘦昏昧。

【用法】　上为末,每服三钱,水一盏,煎至六分,去滓,温服,食前,一日三服。

48. 补气黄芪汤(上卷)

【方源】　《圣济总录》卷三十一

【组成】　黄芪(剉)、芍药、桂(去粗皮)、麦门冬(去心,焙)、五味子、前胡(去芦头)、白茯苓(去黑皮)、当归(切,焙)、人参各半两　甘草(炙)一分

【主治】　伤寒后骨节烦疼,不欲食,食即气胀、汗出。

【用法】　上一十味粗捣筛,每服五钱匕,水一盏半,入生姜半分,拍碎,枣三枚,擘破,同煎至七分,去滓,温服,日三。

49. 补气丸

【方源】《傅青主男科》

【组成】 人参、黄芪、白芍各三两　茯苓四两　白术、半斛、陈皮、五味子、白芥、远志各一两　麦冬二两　甘草(炙)八钱

【主治】 右手脉大,气分之劳。

【用法】 早服五钱,白水下。

50. 三黄补血汤

【方源】《兰室秘藏》卷中

【组成】 牡丹皮、黄芪、升麻各一钱　当归、柴胡各一钱五分　熟地黄、川芎各二钱　生地黄三钱　白芍药五钱

【主治】 六脉俱大,按之空虚,心面赤,善惊,上热,乃手少阴心脉也,此气盛多而亡血,以甘寒镇坠之剂,大泻其气,以坠气浮;以甘辛温微苦,峻补其血。

【用法】 上咬咀,如麻豆大,每服五钱,水二大盏,蒸至一大盏,去净,食前稍热服。

51. 黄芪薤白汤(上卷)

【方源】《圣济总录》卷三十一

【组成】 黄芪、人参各半两　白茯苓(去黑皮)、五味子、白术各一分薤白塔、葱白三茎、粳米半合　芍药、生姜各半分　羊肾(去脂膜)一只

【主治】 伤寒后,五脏俱虚,赢劣不足。

【用法】 上十一味细剉,分作三服,每服用水二盏,煎至一盏,去滓,食前温服,一日服尽。

52. 人参汤

【方源】《千金翼方》卷十九。

【组成】 人参、干姜、黄芪、芍药、细辛、甘草(炙)各一两

【主治】 怕冷失眠,气短,饮食减退。

【用法】　上六味哎咀,以水四升煮取一升八合,一服三合。

53. 加味益气汤

【方源】　《万病回春》卷四

【组成】　黄芪(蜜炒)、人参、白术(去芦)、陈皮、当归各一钱　升麻、柴胡、木香各五分　香附、青皮(去穰)、川芎各八分　桂枝少许　甘草三分

【主治】　气虚,浑身发麻。

【用法】　上剉一剂,姜、枣,煎服。

54. 四君子汤

【方源】　《赤水玄珠》卷十

【组成】　人参、黄芪、白术、茯苓等份

【主治】　真气虚弱,短气脉弱。

【用法】　为粗末,每服五钱,水一盏,煎至七分,食远温服。

55. 黄芪汤

【方源】　《医学心悟》第三卷

【组成】　黄芪三钱　五味子一钱　人参、麦冬、枸杞子、大熟地各一钱五分

【主治】　肺肾两虚,饮少溲多。

【用法】　水煎服。

56. 菊花酒

【方源】　《千金方》卷八

【组成】　菊花、杜仲各一斤　附子、黄芪、干姜、桂心、当归、石斛各四两紫石英、苁蓉各五两　草薢、独活、钟乳各八两　茯苓三两　防风四两

【主治】　男女风虚寒冷,腰背痛,食少,羸瘦无色,嘘吸少气。

【用法】　上十五味,哎咀,以酒七斗,渍五日。一服二合,稍稍加至五合,日三。

57. 牡蛎黄芪桂枝汤

【方源】 《医学启蒙》卷四

【组成】 牡蛎一钱　黄芪二钱　桂枝五分　麻黄根一钱　白术、甘草各五分　浮麦一钱

【主治】 气虚发热,腠理不密,自汗不止。

【用法】 水煎服。

58. 黄芪丸

【方源】 《太平圣惠方》卷十四

【组成】 黄芪(剉)半两　人参(去芦头)半两　龙齿一两　茯神三分　铁粉(细研)一两　金、银箔(细研)各五十片　防风(去芦头)半两　远志(去心)半两　熟干地黄三分

【主治】 伤寒后,心虚惊悸,恍惚不定。

【用法】 水煎服。

59. 麦冬汤

【方源】 《伤寒全生集》卷四引《千金》

【异名】 千金麦冬汤

【组成】 麦冬　甘草　竹叶　粳米　人参　黄芪　当归　柴胡　知母

【主治】 伤寒愈后劳复,虚热不止。

【用法】 水姜枣煎服。

60. 补正散

【方源】 《石室秘录》卷一

【组成】 人参三钱　黄芪三钱　柴胡二钱　半夏一钱　甘草一钱　当归三钱　陈皮一钱　白术三钱　六曲五分　黄芩五分　山楂五个

【主治】 人素虚寒,中风寒邪气者。

【用法】 水煎服。

61. 加味益气汤

【方源】 《万病回春》卷二

【组成】 黄芪、人参各一钱　白术、陈皮、当归各七分　柴胡一钱　升麻三分　黄柏(酒炒)七分　羌活一钱半　防风、甘草各五分

【主治】 治体怯弱兼之劳而染感冒伤寒、头痛发热者。

【用法】 上剉一剂,生姜三片,水煎,热服。冬月,加细辛三分;如热甚,脉滞有力,加黄芩(酒炒)三分。

62. 黄芪柏子仁散

【方源】 《魏氏家藏方》卷六

【组成】 柏子仁(别研)四两　肉苁蓉(酒浸,去皱皮)、远志(去心)各三两　车前子一两　人参(去芦)、茯苓(白者,去皮)、山药、菝葜、黄芪(蜜炙)各二两

【主治】 怔忪,丈夫腰肾损败。

【用法】 上为细末,酒服方寸匙,日三服,空心食前服。

第二节　治疗热证

1. 退热清气汤

【方源】 《杏苑生春》卷四

【组成】 黄芪、人参、甘草各一钱　橘皮、当归各八分　白术六分　升麻、柴胡、干葛各四分　黄柏(炒)、黄芩、白芍药各五分　红花三分

【主治】 气逆身热,中脘痞满

【用法】 上㕮咀,水煎熟,食前热服。

2. 大柴胡散

【方源】 《太平圣惠方》卷十七。

【组成】 柴胡一两　川大黄(剉碎,微炒)一两　黄芩一两　赤芍药一

两 枳实(麸炒微黄)一两 半夏(汤洗七遍,去滑)半两 人参(去芦头)一两 甘草(炙微赤,剉)半两 黄芪(剉)一两

【主治】 热病已得汗,热犹不解,腹胀烦躁,狂言不定。

【用法】 上件药,捣粗罗为散。

3. 黄芪丸

【方源】 《圣济总录》卷九十三

【组成】 黄芪(剉)三两 白术、枳壳(去瓤,麸炒)、白茯苓(去黑皮)、甘草(炙,剉)各二两 生干地黄(洗去土,切,焙)四两 地骨皮一两

【主治】 骨蒸热虽稍退,瘦弱无力,饮食不为肌肉。

【用法】 上七味捣罗为末,炼蜜和丸如梧桐子大,每服二十丸,食前人参汤下,日二服。

4. 生肌散

【方源】 《普济方》卷二三六

【组成】 黄芪一两五钱 当归三分 荆芥穗五钱 白芍药一两 甘草五钱 地骨皮一两 川芎五钱 人参五钱

【主治】 治骨蒸退,里外潮热。

【用法】 上为细末,每服三钱,水一盏半,乌梅一个煎至一盏,去滓服。

5. 黄芪当归汤

【方源】 《兰室秘藏》卷上

【组成】 当归身(酒洗)一钱 黄芪五钱

【主治】 热上攻头目,沿身胸背发热。

【用法】 上咬咀,作一服,水两大盏,煎至一盏,食前热服。

6. 大建中汤

【方源】 《女科百问》卷上

【组成】 白芍六两 黄芪、远志、当归、泽泻各三两 龙骨、人参、甘草(炙)各二两 吴术一分

【主治】 热自腹中,或从背膂,渐渐蒸热,或寐而汗,日渐羸瘦。

【用法】 上为粗末,每服五钱,水两盏,姜三片,枣一枚擘破,入饧少许,煎一盏。食前,温服。

7. 麦冬汤

【方源】 《嵩崖尊生》卷十二

【组成】 薄荷一两半 麦冬二钱 甘草一钱 半生地六钱 黄连一钱 黄芪、蒲黄、阿胶、人参、木通、柴胡各二钱

【主治】 上焦热,咳衄,口甘口苦,神不定,消渴淋浊。

【用法】 水煎煮。

8. 知母汤

【方源】 《本事》卷四

【组成】 知母一两 麻黄(去根节)、黄芪(蜜炙)、甘草(炙)、羌活(洗去土)、白术枳壳(去瓤,剉,麸炒)各半两

【主治】 游风攻头面,或四肢作肿块。

【用法】 上粗末。每服四钱,水一盏半,牛蒡子百粒研碎,煎至七分,温服,日三四服。觉冷不用牛蒡子。

9. 厚朴汤

【方源】 《普济方》卷一八二

【组成】 厚朴、陈皮、半夏、茯苓、苍术、白术、草果、藿香、南星、芍药、黄芪、粉草、砂仁各等份 人参少 木香少 官桂少

【主治】 气患发热,头疼气急,全不思饮食。

【用法】 上每服姜五片,水两盏,枣子两个,煎至一盏,食前服。

10. 归脾汤

【方源】 《辨证录》卷六

【组成】 人参三钱 茯神三钱 炒枣仁五钱 远志一钱 麦冬三钱 山药三钱 当归三钱 广木香末三分 黄芪二钱 甘草三分

【主治】 口干舌燥,面红目赤,易喜易笑者,心包膻中之火炽甚。

【用法】 水煎调服。

11. 当归补血汤

【方源】 《内外伤辨》卷中

【组成】 黄芪一两　当归二钱

【主治】 肌热,燥热,困渴引饮,目赤面红,昼夜不息。

【用法】 上件㕮咀,都作一服,水二盏,煎至一盏,去滓,温服,空心食前。

12. 黄芪丸

【方源】 《圣济总录》卷十二

【组成】 黄芪(剉)、防风(去叉)、地骨皮、枳实(去瓤,麸炒)各一两　羌活(去芦头)、苦参、当归(切,炒)、升麻、大黄(剉,炒)、甘草(炙,剉)各半两

【主治】 风气有热,烦悗,头面生疮。

【用法】 每服十五丸,食后温荆芥汤送下。

13. 石膏散

【方源】 《太平圣惠方》卷十七

【组成】 石膏二两　麻黄(去根节)一两　葛根(剉)一两　黄芪三分　甘菊花半两　栀子仁三分　赤芍药三分　甘草(炙微赤,剉)半两

【主治】 热病壮热头痛,百骨酸疼。

【用法】 上件药,捣筛为散。每服四钱,以水一中盏,入豉少半合,煎至六分,去滓,不计时候温服。

14. 龙胆散

【方源】 《太平圣惠方》卷十七

【组成】 龙胆(去芦头)三分　葛根(剉)一两　桂心半两　葳蕤三分　赤芍药三分　黄芪(剉)三分　石膏一两　麻黄(去根节)三分　大青三分　川升麻三分　甘草(炙微赤,剉)三分

【主治】 热病未得汗,体热烦躁。

【用法】 上件药,捣筛为散。每服四钱,以水一中盏,煎至六分,去滓,不计时候温服。

15. 黄芪丸

【方源】 《圣济总录》卷一十三

【组成】 黄芪(剉)、防风(去叉)、麦门冬(去心,焙)、羌活(去芦头)各二两 五加皮一两 半甘草(炙,剉)、升麻、苦参、白鲜皮、菊花、枳壳(去瓤,麸炒)、黄连(去须,炒)、车前子各一两 葶苈(隔纸炒)半两

【主治】 热毒风上攻,头旋目眩,耳聋心烦,手足(庸)痹,皮肤瘙痒。

【用法】 上一十四味,捣罗为末,炼蜜和丸如梧桐子大,每服二十丸,加至三十丸,空心,食前以温酒送下。

16. 车前子散

【方源】 《太平圣惠方》卷三十二

【组成】 车前子、黄芩、黄连(去须)、决明子、玄参、甘草(炙微赤,剉)、黄芪(剉)各一两 麦门冬(去心焙)一两

【主治】 热毒攻眼疼痛,发歇不定,心神烦渴,不得睡卧。

【用法】 上件药,捣粗罗为末,每服三钱,以水一中盏,煎至六分,去滓,每于食后温服。忌炙煿、酒面、毒鱼肉。

17. 干姜汤

【方源】 《圣济总录》卷三十八

【组成】 干姜(炮)、人参、甘草(炙)各三两 白茯苓(去黑皮)、陈橘皮(汤浸去白,焙)各四两 桂(去粗皮)、黄芪(剉)各二两

【主治】 霍乱洞泄不止,脐上筑悸。

【用法】 上七味粗捣筛,每服三钱匕,水一盏,煎至七分,去滓,温服,日三。

18. 麦门冬散

【方源】 《太平圣惠方》卷五十三

【组成】 麦门冬(去心)一两　地骨皮三分　栝楼根三分　人参(去芦头)半两　芦根(剉)一两　黄芪(剉)三分　甘草(炙微赤,剉)半两　黄芩三分　茅根(剉)一两　石膏三两

【主治】 消渴,口舌干燥,心神烦热。

【用法】 上件药,捣筛为散。每服五钱,以水一大盏,入生姜半分、竹茹半分、小麦半合,煎至五分,去滓,不计时候温服。

19. 人参散

【方源】 《太平圣惠方》卷五十三

【组成】 人参(去芦头)三分　地骨皮一两　赤茯苓三分　麦门冬(去心)二两　甘草(炙微赤,剉)三分　芦根(剉)二两　葛根(剉)三分　黄芪(剉)三分　川升麻一两　黄芩半两

【主治】 消渴,口舌干燥,烦热。

【用法】 上件药,捣筛为散。每服四钱,以水一中盏,入生姜半分、淡竹叶二十片,煎至六分,去滓,不计时候温服。

20. 黄连丸

【方源】 《太平圣惠方》卷五十三

【组成】 黄连(去须)半两　黄芪(剉)半两　栀子仁一分　苦参(剉)半两　人参(去芦头)一分　葳蕤一分　知母一分　麦门冬(去心,焙)一两　栝楼根半两　甘草(炙微赤,剉)一分　地骨皮一分　赤茯苓一分　生干地黄一分　钱粉(研入)半分

【主治】 消渴久不差,体瘦心烦。

【用法】 上件药,捣罗为末,炼蜜和捣三二百杵,圆如梧桐子大。不计时候,以粥饮下三十丸。

21. 黄芪丸

【方源】《太平圣惠方》卷五十三

【组成】 黄芪（剉）一两　牡蛎（烧为粉）二两　栝楼根半两　甘草（炙微赤，剉）半两　麦门冬（去心，焙）一两半　地骨皮半两　白石脂半两　泽泻半两　知母半两　黄连（去须）半两　薯蓣半两　熟地黄半两

【主治】 消中，渴不止，小便赤黄，脚膝少力，纵食不生肌肤。

【用法】 上件药，捣罗为末，炼蜜和捣三二百杵，丸如梧桐子大。每服不计时候，以清粥饮下三十丸。

22. 芦根汤

【方源】《圣济总录》卷五十八

【组成】 芦根一斤　黄芪（剉）、栝楼根、牡蛎（煅）各二两　知母三两　生麦门冬（去心）六两

【主治】 消渴，心脾中热，烦躁不止，下焦虚冷，小便多，羸瘦。

【用法】 上六味㕮咀。每服三钱匕，水一盏，煎取七分，去滓食后乘渴细服。

23. 玉液汤

【方源】《医学衷中参西录》上册

【组成】 生山药一两　生黄芪五钱　知母六钱　生鸡内金（捣细）二钱　葛根钱半　五味子三钱　天花粉三钱

【主治】 消渴。

【用法】 水煎服。

24. 肾沥汤

【方源】《圣济总录》卷五十八

【组成】 白羊肾（去脂膜，切）一具　黄芪（剉）、杜仲（剉，炒）、五味子、生姜（切）各一两　半生干地黄（焙）一两　人参半两　枣（去核）五枚　磁石（捶碎，绵裹）三两

【主治】 消渴,小便白浊如脂。

【用法】 上九味,除羊肾、磁石外,剉碎分为二剂。先以水四升,煎肾与磁石及二升,去肾然后下诸药,再煎取八合,去滓分二服食前之。

25. 苁蓉丸

【方源】 《三因极一病证方论》卷十

【组成】 苁蓉(酒浸)、磁石(煅碎)、熟地黄、山茱萸、桂心、山药(炒)、牛膝(酒浸)、茯苓、黄芪(盐汤浸)、泽泻、鹿茸(去毛,切,醋炙)、远志(去心,炒)、石斛、覆盆子、五味子、萆薢、破故纸(炒)、巴戟(酒浸)、龙骨、菟丝子(酒浸)、杜仲(去皮,剉,姜汁制,炒丝断)各半两 附子(炮,去脐)一个重六钱

【主治】 消渴,心虚烦闷,或外伤暑热,内积愁烦,酣饮过多,皆致烦闷,口干舌燥,引饮无度,小便或利或不利。

【用法】 上为末,蜜丸,如梧桐子大。每服五十丸,空腹米饮送下。

26. 柴胡汤

【方源】 《圣济总录》卷三十七

【组成】 柴胡(去苗)一两半 五味子、枯梗(炒)、熟干地黄(焙)、白茯苓(去黑皮)、麦门冬(去心,焙)、紫菀(去苗)、人参、地骨皮、黄芪(剉)、白术、桂(去粗皮)、牡蛎(研粉)各一两 半夏(去滑,汤洗七遍)、甘草(炙)各三分

【主治】 寒热往来,夜卧盗汗,四肢无力,饮食口苦,上气咳嗽。

【用法】 上一十五味粗捣筛,每服三钱匕,水一盏,加生姜半分拍碎,枣三枚擘破,煎至六分,去滓,温服,不拘时候。

27. 前胡散

【方源】 《太平圣惠方》卷十四

【组成】 前胡(去芦头)一两 半夏(汤洗七遍,去滑)二两 白鲜皮三分 柴胡(去苗)三分 桑根、白皮(剉)三分 黄芪(剉)三分 大腹皮(剉)三分 诃藜勒皮三分 白术三分 青橘皮(汤浸去白瓤,焙)三分 甘草(炙微赤,剉)半两

【主治】 伤寒后夹劳,寒热时作,咳嗽盗汗,四肢疼痛,颊赤面黄,心胸

不利。

【用法】 上件药,捣筛为散。每服五钱,以水一大盏,入生姜半分、枣三枚,煎至五分,去滓,不计时候温服。

28. 十六味清膈散

【方源】 《保婴撮要》卷十八

【组成】 人参、柴胡、当归、芍药、知母、桑白皮、白术、黄芪、紫菀、地骨皮、茯苓、甘草、桔梗、黄芩(炒)半两 石膏(锻)、滑石

【主治】 涕唾稠黏,喘嗽痰盛,身热鼻干,大便如常,小便黄赤。

【用法】 上每服三钱,姜水煎,量儿服之。

第三节 治疗淋证、疟疾、中风、汗证、痹证等

一、治疗淋证

1. 桑螵散

【方源】 《傅青主女科·产后编》下卷

【组成】 桑螵蛸三十个 人参、黄芪、鹿茸、牡蛎、赤石脂各三钱

【主治】 小便数,遗尿。

【用法】 为末,空心服二钱,米饮送下。

2. 山茱萸散

【方源】 《太平圣惠方》卷五十八

【组成】 山茱萸一两 赤石脂二两 萆薢(剉)一两 牛膝(去苗)一两 肉苁蓉(酒浸一宿,刮去粗皮,炙干)二两 狗脊一两 牡蛎(烧)一两 黄芪(剉)一两 土瓜根一两

【主治】 小便数,日夜无时。

【用法】 上件药,捣罗为散。每服四钱,以水一中盏,煎至六分,去滓,每于食前温服。

3. 沉香丸

【方源】 《圣济总录》卷九十八

【组成】 沉香（剉）、肉苁蓉（酒浸，切，焙）、黄芪（剉）、瞿麦穗、磁石（火锻，醋淬三七遍）、滑石各一两

【主治】 膏淋。

4. 石韦散

【方源】 《杏苑生春》卷七

【组成】 白芍药、白术、滑石、葵子、木通、瞿麦、石韦（去毛）、当归各八分　甘草梢五分　王不留行、人参、黄芪各七分

【主治】 淋沥不出，脐腹疼痛，劳役则发。

【用法】 上咬咀，水煎服，食前服。

二、治疗疟疾

1. 柴胡汤

【方源】 《圣济总录》卷三十五

【组成】 柴胡（去苗）一两　人参、栝楼根、黄芩（去黑心）、甘草（炙，剉）、黄芪（剉）各半两

【主治】 劳疟。

【用法】 上六味粗捣筛，每服五钱匕，水一盏半，加生姜半分切，枣两枚，去核，煎至一盏，去滓，温服，空腹欲发前各一服。

2. 截疟饮

【方源】 《普济方》卷一九七

【组成】 恒山、草果、槟榔、柴胡、黄芪、甘草、鳖甲、乌梅少许，用两个

【主治】 诸疟疾。

【用法】 上等份酒一盏，煎至半盏，隔宿露至五更，复温，朝东服。

3. 乌梅五补丸

【方源】 《圣济总录》卷三十五

【组成】 乌梅(肉熬)二两 肉苁蓉(去皱皮,酒浸,切,焙)、黄芪(剉)、桂(去粗皮)各二两 生干地黄(焙)、柴胡(去苗)、常山桃仁(去皮尖,双仁,炒研)、升麻、当归(切,焙)、人参、赤茯苓(去黑皮)各一两 甘草(炙,剉)一两半 豉心(炒)一合 麝香(别研)半两

【主治】 劳疟,累服药不差,经年羸劣,状如劳疾。

【用法】 上件药除研外,捣罗为末,入麝香桃仁合研匀,炼蜜和丸,如梧桐子大,每服空心酒送下二十丸,加至三十丸。

4. 龙骨散

【方源】 《太平圣惠方》卷五十九

【组成】 龙骨一两 黄连(去须,微炒)三分 犀角屑三分 黄柏(剉)半两 赤芍药半两 黄芩半两 当归(剉,微炒)半两 赤地利二分 黄芪(剉)三分 茜根三分 鼠尾草花三分

【主治】 热痢下赤黄色脓,心神烦热,腹内疼痛,饮食减少。

【用法】 上件药,捣细罗为散。每服,不计时候,以粥饮调下二钱。

5. 木香丸

【方源】 《太平圣惠方》卷五十九

【组成】 木香半两 地榆半两 当归(剉,微炒)半两 甘草(炙微赤,剉)半两 黄连(去须,微炒)二分 枳壳(麸炒微黄,去瓤)三分 黄芪(剉)三分 犀角屑三分

【主治】 热痢腹内疼痛,烦渴不食。

【用法】 上件药,捣罗为末,炼蜜和捣三二百杵,圆如梧桐子大。每服,不计时候,以粥饮下三十丸。

6. 三奇散

【方源】 《普济方》卷二一三

【组成】 枳壳 黄芪 防风

【主治】 痢后里急后重。

【用法】 上等份为末,每服二钱,蜜汤下米饮亦得。

7. 豆蔻散

【方源】 《魏氏家藏方》卷七

【组成】 肉豆蔻(面裹煨)一两 罂粟壳(去顶蒂瓤,蜜炒)、木香(不见火)一钱 白术(炒)、人参(去芦)、黄芪(蜜炙)、甘草(炙)、白茯苓(去皮)各二两

【主治】 赤白痢。

【用法】 上㕮咀。每服三钱,水一盏半,枣子三枚,生姜五片,乌梅二枚,煎至六分,去滓,不拘时候服。

三、治疗中风

1. 三黄汤

【方源】 《千金方》卷八引张仲景方

【组成】 麻黄三十铢 黄芪十二铢 黄芩十八铢 独活一两 细辛十二铢

【主治】 中风,手足拘挛,百节疼痛,烦心热乱,恶寒,经日不预饮食。

【用法】 上五味,㕮咀,以水五升,煮取二升。分两服,一服小汗,两服大汗。

2. 补阳还五汤

【方源】 《医林改错》

【组成】 黄芪(生)四两 当归尾二钱 赤芍一钱半 地龙一钱 川芎一钱 红花一钱 桃仁一钱

【主治】 中风。半身不遂,口眼㖞斜,语言謇涩,口角流涎,小便频数或遗尿不禁,舌黯淡,苔白,脉缓。

【用法】 水煎服。

四、治疗汗证

1. 加味桂枝代粥汤

【方源】 《医学衷中参西录》上册

【组成】 桂枝尖三钱　生杭芍三钱　甘草钱半　生姜三钱　大枣(掰开)三枚　生黄芪三钱　知母三钱　防风二钱

【主治】 伤寒有汗。

【用法】 煎汤一茶盅,温服,覆被令一时许,遍身絷絷微似有汗者益佳。不可如水流漓,病必不除。禁生冷、黏滑、肉面、五辛、酒酪及臭恶等物。

2. 黄芪芍药桂枝苦酒汤

【方源】 《金匮要略》卷中

【组成】 黄芪五两　芍药三两　桂枝三两

【主治】 ①《金匮》:黄汗,身体肿,发热,汗出而渴,状如风水,汗沾衣,色正黄如柏汁,脉自沉。②《明医指掌》:伤寒脉沉,咽痛自汗。

【用法】 上三味,以苦酒一升,水七升,相和,煮取三升,温服一升。当心烦,服至六七日乃解;凡心烦不止者,以苦酒阻故也。一方用美酒代苦酒。

3. 牡蛎粉

【方源】 《小儿卫生总微论方》卷十五

【组成】 牡蛎(赤)一两　麻黄根(剉)二两　甘草半两

【主治】 盗汗。

【用法】 上为末,每用二钱,以野水一盏,煎至七分,去滓放温服,无时。

4. 麻黄根汤

【方源】 《太平圣惠方》卷十二

【组成】 麻黄根一两　黄芪(剉)一两　五味子半两　牡蛎(烧为粉)二两　甘草(炙微赤,剉)三分　龙骨一两

【主治】 伤寒虚汗不止。

【用法】 上件药,捣罗为散。每服五钱,以水一大盏,煎至五分,去滓,

不计时候温服。

5. 麻黄根汤

【方源】 《圣济总录》卷八十九

【组成】 麻黄根（剉）、牡蛎（煅）、黄芪（剉）各等份

【主治】 虚劳盗汗不止。

【用法】 上三件粗捣筛,每服三钱匕,水一盏,葱白三寸,同煎至半盏,去滓,温服。

6. 升麻汤

【方源】 《小儿卫生总微论方》卷十五

【组成】 升麻、绵黄（去芦）、人参（去芦）各一两　熟干地黄、天竺黄（研）、牡蛎粉（研）各半两

【主治】 肌热盗汗。

【用法】 上为细末拌匀,每服半钱或一钱,煎竹叶汤调下,无时。

7. 泽泻汤

【方源】 《普济方》卷二六一。

【组成】 泽泻、知母、石膏（碎）各二两　当归、甘草（炙）、人参、桂心、黄芪、茯苓各二两　竹叶（切）三升　麦门冬（去心）三两

【主治】 虚汗。

【用法】 上切。以水一斗二升,煮竹叶,取一斗,去滓,下诸药,煮取四升,分服。

8. 黄芪汤

【方源】 《医学心悟》第四卷

【组成】 当归、黄芪、黄芩、黄柏、黄连、甘草各等份

【主治】 盗汗。

【用法】 水煎服。

9. 当归六黄汤

【方源】 《兰室秘藏》卷下

【异名】 六黄汤(《周慎斋遗书》卷五)。

【组成】 当归、生地黄、熟地黄、黄柏、黄芩、黄连各等份 黄芪加一倍

【主治】 盗汗。

【用法】 上为粗末,每服五钱,水二盏,煎至一盏,食前服,小儿减半服之。

五、治疗痹证

1. 黄芪桂枝五物汤

【方源】 《金匮要略》卷上

【组成】 黄芪三两 芍药三两 桂枝三两 生姜六两 大枣十二枚

【主治】 血痹阴阳俱微,寸口关上微,尺中小紧,外证身体不仁,如风痹状。

【用法】 上五味,以水六升,煮取二升,温服七合,日三服。

2. 导气汤

【方源】 《兰室秘藏》卷下

【组成】 黄芪八钱 甘草六钱 青皮四钱 升麻、柴胡、当归梢、泽泻各二钱 橘皮一钱 红花少许 五味子一百二十个

【主治】 两腿麻木沉重。

【用法】 上㕮咀,分作四服,每服水两大盏,煎至一盏,去粗,食前热服。

3. 防己汤

【方源】 《圣济总录》卷二十

【组成】 防己二两 甘草(炙)、黄芪(薄切)、麻黄(去根节,先煎,掠去沫,焙)各一两 白术一两半

【主治】 风湿痹,脉浮身重,汗出恶风。

【用法】 上五味,粗捣筛。每服五钱匕,水一盏半,入枣二枚(擘破),生姜三片,煎至一盏,去滓温服,空心一服,夜卧并二服。服讫用椒葱汤小浴,继以生姜酒粥没之。汗出慎外风。皮肤中当如虫行。

4. 苁蓉丸

【方源】 《圣济总录》卷八十一

【组成】 肉苁蓉(酒浸,切,焙)、牛膝(酒浸,切,焙)、天麻、何首乌(米泔浸一宿,竹刀刮去皮)、黄芪(剉)、木瓜(去皮,作片)各十两(六味以好酒五升浸,候药泣酒干,取出与后三味同焙) 狗脊(去毛,剉)、续断(剉)、萆薢(剉)各二两

【主治】 风湿脚气,客搏筋脉,痹挛不仁。

【用法】 上九味,捣罗为末,用木瓜三枚,去皮剜作瓮子,入青盐一两在内,闭口饭上蒸令烂熟,捣成膏,入上件药末,和为丸。如木瓜膏少,即入酒糊为丸,如梧桐子大。每服三十丸,盐汤或酒和药服下,不拘时。

5. 三痹汤

【方源】 《妇人大全良方》卷三

【组成】 川续断、杜仲(去皮切,姜汁炒)、防风、桂心、华阴细辛、人参、白茯苓、当归、白芍药、甘草各一两 秦艽、生地黄、川芎、川独活各半两 黄芪、川牛膝各一两

【主治】 血气凝滞,手足拘挛、风痹、气痹等疾。

【用法】 上咬咀为末。每服五钱,水二盏,姜三片,枣一枚,煎至一盏,去滓热服,无时候,但腹稍空服。

六、治疗水肿

1. 大豆汤

【方源】 《外台秘要》卷二十引《深师方》

【组成】 大豆一升 杏仁(去皮尖,熬)一升 黄芪二两 防风三两 白术五两 木防己四两 茯苓四两 麻黄(去节)四两 甘草(炙)四两 生

姜六两 清酒一升

【主治】 风水气,举身肿满,短气欲绝。

【用法】 上十一味,切。以水三斗,先煮豆取一斗,去滓,纳酒及药,煮取七升,分七服,一日一夜。

2. 木防己汤

【方源】 《外台秘要》卷二十引《范汪方》

【组成】 木防己三两 甘草(炙)二两 桂心二两 茯苓六两 黄芪三两 生姜二两 白术三两 芍药二两

【主治】 肿患,下水气,四肢肿,聂聂动。

【用法】 上八味,切。以水八升,煮取三升二合,分为四服。

七、治疗黄疸

苦酒汤

【方源】 《女科百问》卷上

【组成】 黄芪五两 芍药、官桂各三两

【主治】 黄疸之病,病人一身面目悉黄,四肢微肿,胸满不得卧,汗如黄柏汁者。

【用法】 上为㕮咀,每服五钱,水半盏,苦酒半盏,煎一盏,去滓。温服,不拘时。

第二章 治疗外科疾病

1. 加味小柴胡汤

【方源】 《外科经验方》

【组成】 柴胡、人参、黄芩(炒)、川芎、白术(炒)、黄芪(盐水浸,炒)、当归(酒洗)、甘草、黄柏(酒拌,炒)、知母(酒拌,炒)各一钱 半夏五分

【主治】 囊痈腐烂,或饮食少思,日哺发热。

【用法】 作一剂,水二钟,煎八分,食前服。痛甚加黄连,小便不利加木通。

2. 乌犀汤

【方源】 《圣济总录》卷一百一十八

【异名】 犀角汤(《普济方》卷二百二十九)

【组成】 犀角屑三分 羚羊角屑三分 丹砂(研)三分 黄芪(剉)半两 大黄(剉)一分 升麻半两 生干地黄(焙)一两 射干一分 天门冬(生者,去心,焙)一两 玄参三分 甘草(炙,剉)一两

【主治】 口舌生疮。

【用法】 上十一味粗捣筛,每服三钱匕,水一盏,煎至六分,去滓,食后温服。

3. 玄参散

【方源】 《太平圣惠方》卷十八

【组成】 玄参一两 羚羊角屑一两 黄芪(剉)一两 川升麻一两 大青一两 漏芦二两 地骨皮一两 川大黄(剉碎,微炒)一两 甘草(炙微赤,剉)半两

【主治】　热病。遍身生热毒疮,痒痛,有脓水。

【用法】　上件药,捣筛为散,每服三钱,以水一中盏,煎至六分,去滓不计时候温服。

4. 黄芩散

【方源】　《太平圣惠方》卷六十二

【组成】　黄芩(剉)一两　半黄芪(剉)一两半　木通(剉)一两半　前胡(去芦头)一两半　川升麻一两半　栝楼根二两　赤芍药一两　赤茯苓一两　甘草(生,剉)一两　川大黄(剉碎,微炒)二两　人参(去芦头)半两　当归半两

【主治】　大热发痈在背,或于阴股间。

【用法】　上件药,捣筛为散。每服四钱,以水一中盏,入竹叶二七片,小麦一百粒,生地黄一分,煎至六分,去滓,不计时候温服。

5. 金银散

【方源】　《赤水玄珠》卷二十八

【组成】　黄丹　黄柏　黄芪　黄连　大黄　轻粉　麝香

【主治】　痘后肥疳疥癣等疮。

【用法】　上为细末,湿疮干掺,燥用腊猪油熬化调服。

6. 托里消毒散

【方源】　《外科枢要》卷四

【组成】　人参、黄芪(盐水拌,炒)、当归(酒拌)、川芎、芍药(炒)、白术(炒)、茯苓各一钱　白芷、金银花各七分　甘草五分

【主治】　治一切痈疽,服前药不消者,宜服此药。

【用法】　作一剂,水二钟,煎至八分。疮在上,食后服。疮在下,食前服。

7. 必效丸

【方源】　《圣济总录》卷一百四十二

【组成】 枳壳(去瓤,麸炒)、黄芪(剉)各一两

【主治】 气痔脱肛不收,或生鼠乳,时复血出,久不差者。

【用法】 上二味捣罗为末,以陈米饭和丸梧桐子大,空心食前米饮下三十丸。

8. 黄芪丸

【方源】 《圣济总录》卷一十八

【组成】 黄芪(剉)、防风(去叉)、丹参(去苗土)、白术、白茯苓(去黑皮)、川芎、枳壳(去瓤,数炒)、山栀子(去皮)、蒺藜子(炒,去角)、赤芍药、知母(焙)、地骨皮、黄芩(去黑心)、柴胡(去苗)、苦参、生干地黄(焙)各三两

【主治】 大风癞。面上生疮。身多盗汗,腹痛。

【用法】 上一十六味,捣罗为末,炼蜜为丸,如梧桐子大,每服二十丸,空心、日午、夜卧,用温水下。

9. 生地黄汤

【方源】 《刘涓子鬼遗方》卷三

【组成】 生地黄五两 人参、甘草(炙)、黄芪、芍药、茯苓各三两 当归、川芎、黄芩、通草各二两 大枣二十枚 淡竹叶(切成)三升

【主治】 痈疽虚热。

【用法】 上十二味,先以水三斗煮竹叶,取一斗,去滓,内诸药再煮四升。服八合,日三夜再。若能每服一升佳。

10. 大防风汤

【方源】 《保婴撮要》卷十三

【组成】 附子(炮)、牛膝(酒炒)各一钱 白术、羌活、人参、防风各二钱 杜仲(去皮,姜制)、川芎、肉桂(去皮)、黄芪(炒)、熟地黄(自制)、芍药(炒)各一钱五分 甘草一钱

【主治】 鹤膝风,肿痛不消,或溃而不敛。

【用法】 上每服三五钱,水煎,乃量儿大小用之。

11. 加味芪桂汤

【方源】　《辨证录》卷十

【组成】　黄芪三两　肉桂三钱　破故纸二钱　牛膝三钱

【主治】　鹤膝风,足胫渐细,足膝渐大,骨中瘘疼,身渐瘦弱。

【用法】　水煎服,服必有大汗如雨,二服愈。

12. 治疝汤

【方源】　《嵩崖尊生》卷七

【组成】　人参、茯苓、黄芪、白术各一钱　炮附子一钱　半沉香、木瓜各一钱二分　羌活、川芎、紫苏、甘草各七分

【主治】　疝气腹痛。

【用法】　水煎服。

13. 威灵仙散

【方源】　《圣济总录》卷五十二

【组成】　威灵仙(去苗土)、防风(去叉)、川芎、何首乌(去黑皮)、黄芪(剉)、白附子(炮)、白花蛇(去皮骨,酒炙)、蒺藜子(炒,去角)、白僵蚕(炒)、晚蚕沙(炒)各半两

【主治】　肾脏风毒攻注腰脚,或疮,或肿,或痛。

【用法】　上件药捣罗为散,每服一钱匕,温酒调下,早晨、日午、临卧服。

14. 木通散

【方源】　《普济方》卷二八六引《太平圣惠方》

【组成】　木通(剉)、薏苡仁各一两　生干地黄二两　甘草(炙微赤,剉)、桔梗(去芦头)各一两　丹参二两　麦门冬(去心)一两　赤芍药一两半　赤茯苓一两　败酱二两　牡丹一两　黄芪(剉)一两

【主治】　肠痈,小便不利似淋,腹中苦痛,寒热汗出,时时利脓。

【用法】　上为散,每服四钱,井水一中盏,入生姜半分,煎至六分,去滓,不计时候,温服,以小便利为度。

15. 连翘丸

【方源】《太平圣惠方》卷六十六

【组成】 连翘一两　川大黄(剉碎,微炒)一两　沉香一两　熏陆香一两　牛蒡子(微炒)一两　黄芪(剉)一两　枳壳(麸炒微黄,去瓤)一两　玄参三分　羌活三分　赤芍药三分　川升麻三分　占斯三分　川芎三分　黄芩三分　皂荚子仁(炒黄焦)四十九枚　红盐(波斯者)一分

【主治】 瘰疬结肿不散,欲成脓,致寒热不退。

【用法】 上件药,捣罗为末,炼蜜和捣三五百杵,丸如梧桐子大。每于食后,以温水下三十丸。

16. 神效解毒散

【方源】《保婴撮要》卷十三

【组成】 金银花一两　甘草节五钱　黄芪、皂角刺(炒)、当归各三钱乳香、没药各二钱

【主治】 一切疮疡初起,肿痛者,或已溃仍肿,溃毒不解者。

【用法】 上为散,每服二钱,酒煎。温酒调服亦可。

17. 参芪内托散

【方源】《医学心悟》卷六

【组成】 人参(虚甚者倍用)一钱　黄芪(酒炒)三钱　当归二钱　川芎(酒炒)五分　炙草一钱五分　陈皮五分　金银花五钱　丹皮一钱　远志(去心,甘草水泡,炒)一钱五分

【主治】 痈疽未溃或已溃。

【用法】 大枣五枚,水煎服。

18. 中和汤

【方源】《赤水玄珠》卷二十八

【组成】 人参、黄芪、厚朴(姜汁炒)、白芷、川芎、当归、粉草、桔梗、白芍(酒炒)、肉桂(去粗皮)、防风、藿香各等份

【主治】　痘气寒,鼻流清涕,咳嗽,恶风,自汗,身体寒战,疮色惨白。

【用法】　酒水各半,姜枣煎服。

19. 内补黄芪汤

【方源】　《保婴撮要》卷十五

【组成】　黄芪(炒)二钱　人参、白术(炒)、茯苓、陈皮、当归各一钱半
酸枣仁(炒)一钱　五味(杵)、甘草(炒)各五分

【主治】　溃疡脓水出多,或过服败毒之剂,致气虚血弱、发热无寐,或兼
盗汗内热,或不生肌。

【用法】　上水煎,徐徐服。

20. 艾叶散

【方源】　《太平圣惠方》卷六十

【组成】　艾叶(炒令微黄)半两　黄芪(剉)一两　半白龙骨一两　地榆
(剉)一两　枳实(麸妙微黄)一两　白芍药一两　熟干地黄一两

【主治】　五痔下血不止。

【用法】　上件药,捣粗罗为散。每服三钱,以水一中盏,煎至六分,去
滓,每于食前温服。

21. 蛇床散

【方源】　《太平圣惠方》卷六十

【组成】　蛇床子一两　扁蓄一两　黄芪(剉)一两　苦参(剉)一两　白
桐叶一两　附子(炮裂,去皮脐)一两

【主治】　痔疾,大肠久积风毒,下部痒痛不歇,似有虫咬者。

【用法】　上件药,捣细罗为散。食前,粥饮调下二钱。

22. 乌头汤

【方源】　《金匮要略方论》卷上

【组成】　麻黄、芍药、黄芪、甘草(炙)各三两　川乌五枚(咬咀,以蜜二
升,煎取一升,即出乌头)

【主治】 脚气疼痛,不可屈伸。

【用法】 上五味,㕮咀四味,以水三升,煮取一升,去滓,内蜜煎中,更煎之,服七合,不知,尽服之。

23. 托里当归汤

【方源】 《外科精义》卷下

【组成】 茯苓(去皮)、人参、官桂(去白)、远志(去心)、麦门冬(去心)、五味子(炮)、黄芪、当归各等份

【主治】 诸疮溃后脓多内虚。

【用法】 上为粗粉,每服五钱,水一盏半,煎至一盏,去滓,食前温服。

24. 归芪饮

【方源】 《张氏医通》卷十五

【组成】 当归(重八钱者)一只　绵黄芪(生)、金银花(净)各五钱　甘草(生)三钱

【主治】 脑疽背痛,毒盛焮肿,及虚入肛门发毒。

【用法】 水酒各碗半,煎至二碗,分三次热服,一日令尽。在上者,加升麻三分;在下者,加牛膝三钱。

25. 参芪托里散

【方源】 《景岳全书》卷六十四

【组成】 人参、黄芪(炒)、白术(炒)、当归、熟地、芍药(酒炒)、茯苓、陈皮各一钱

【主治】 疮疡气血俱虚,不能起发,或腐溃不能收敛,及恶寒发热者。

【用法】 水煎服。

26. 干地黄丸

【方源】 《备急千金要方》卷二十二

【组成】 干地黄四两　天门冬五两　黄芪、黄芩、大黄、黄连、泽泻、细辛各三两　甘草、桂心、芍药、茯苓、干漆各二两　人参一两

【主治】　虚劳客热,数发痈肿疮疖,经年不除。

【用法】　上十四味,末之,蜜丸。酒服如梧子大十丸,日三夜一,加至二十丸。

27. 千金内托散

【方源】　《万病回春》卷八

【组成】　黄芪(蜜炙)、人参、当归(酒洗)各二钱　川芎、防风、桔梗、白芷、厚朴(姜汁炒)、薄荷、甘草(生用)各一钱(加金银花亦可)

【主治】　痈疽疮疖,未成者速败,已成者速溃,脓自去,不用手挤;恶肉自去,不用刀针。

【用法】　上为细粉,每服二钱,黄酒调下。不饮酒,木香汤调下亦可。或都作一剂,用酒煎尤佳。

28. 排脓生肌散

【方源】　《太平圣惠方》卷六十一

【组成】　当归(剉,微炒)半两　黄芪(剉)半两　人参(去芦头)一两　川芎半两　厚朴(去粗皮,涂生姜汁,炙令香熟)一两　防风(去芦头)半两　白芷半两　桔梗(去芦头)半两　甘草(炙微赤,剉)半两

【主治】　痈发背,脓血不止,内虚。

【用法】　上件药,捣细罗为散。每服以木香汤调下二钱,日三四服。

29. 圣愈汤

【方源】　《兰室秘藏》卷下

【组成】　生地黄、熟地黄、川芎、人参各三分　当归身、黄芪各五分

【主治】　诸恶疮出血多而心烦不安,不得睡眠,亡血故也。

【用法】　上㕮咀,如麻豆大,都作一服。水两大盏,煎至一盏,去滓,稍热,无时服。

第三章　治疗妇科疾病

1. 麻仁润肠汤

【方源】《陈素庵妇科补解》卷五

【组成】 麻仁　苏子　枳壳　人参　黄芩　川芎　归尾　生地　陈皮　杏仁　甘草　黄芪　赤芍　桔梗　葱白

【主治】 产后大便闭结。

【用法】 水煎服。

2. 柴胡汤

【方源】《千金翼方》卷六

【组成】 柴胡(去苗)、生姜(切)各二两　桃仁(去皮尖)五十枚　当归、芍药、黄芪各三两　吴茱萸二升

【主治】 产后往来寒热,恶露不尽。

【用法】 上七味㕮咀,以清酒一斗三升,煮取三升,先食服一升,日三服(《千金》以水煮)。

3. 玉烛汤

【方源】《医学衷中参西录》卷八

【组成】 生黄芪五钱　生地黄六钱　玄参四钱　知母四钱　当归三钱　香附(醋炒)三钱　柴胡一钱五分　甘草一钱五分

【主治】 妇女寒热往来,或先寒后热,汗出热解,或月事不调,经水短少。

【用法】 水煎服。

4. 生地黄散

【方源】　《妇人良方大全》卷六

【组成】　生干地黄、北柴胡各一两　羌活、木香、桂心、防风各半两　酸枣仁、羚羊角屑、白芍药、白术、黄芪、川牛膝、白茯苓、当归、枳壳各三分

【主治】　妇人血气不调，或时寒热体痛，不思饮食。

【用法】　上咬咀。每服三钱，水一盏，姜二片，煎至七分，去滓温服，空心。

5. 茯神汤

【方源】　《圣济总录》卷一百六十

【组成】　茯神（去末）一两　人参、龙齿、琥珀、赤芍药、黄芪（剉）、牛膝（酒浸，切，焙）各三分　生干地黄一两　半桂（去粗皮）半两

【主治】　产后血虚受邪，语言失度，精神恍惚。

【用法】　上九味粗捣筛，每服三钱匕，水一盏，煎取七分，去滓，温服，不拘时。

6. 大腹皮饮

【方源】　《三因极一病证论方》卷十八

【组成】　大腹皮、防己、木通、厚朴（姜制）、瓜蒌、黄芪、枳壳（麸炒）、桑白皮（炙）、大黄（蒸）、陈皮、青皮、五味子各等份

【主治】　妇人血瘿，单单腹肿。

【用法】　上剉散。每服一两，水一碗，煎至六分盏，去滓，入酒一分，温服。不以时候。

7. 青蒿散

【方源】　《太平圣惠方》卷七十

【组成】　青蒿二两　龙胆（去芦头）三分半　栀子仁三分　知母三分　黄连（去须）一两　鳖甲（涂醋炙令黄，去裙襕）二两　黄芪（剉）一两　桑根、白皮（剉）一两　地骨皮半两　白术一两　甘草（炙微赤，剉）半两　柴胡（去

苗)一两半

【主治】 妇人骨蒸劳热,四肢烦疼,日渐羸瘦。

【用法】 上件药,捣罗为散。每服四钱,以水一中盏,入生姜半分,煎至六分,去滓,不计时候温服。

8. 知母散

【方源】 《太平圣惠方》卷七十四

【组成】 知母半两 赤茯苓三分 黄芪(剉)三分 麦门冬(去心)半两 子芩三分 甘草(炙微赤,剉)半两

【主治】 妊娠恒苦烦躁闷乱,口干,及胎脏热。

【用法】 上件药,捣筛为散。每服四钱,以水一中盏,煎至五分,去滓,入竹沥一合,更煎一两沸,不计时候温服。

9. 栝楼子方

【方源】 《太平圣惠方》卷七十四

【组成】 栝楼子(干者)一枚 黄芪(剉)一两 枳壳(麸炒微黄,去瓤)一两 人参(去芦头)半两 甘草(炙微赤,剉)半两 石膏一两

【主治】 妊娠心烦燥热,口干,头目不利。

【用法】 上件药,捣筛为散。每服三钱,以水一中盏,入竹叶二至七片,同煎至六分,去滓,不计时候温服。

10. 百合汤

【方源】 《古今医鉴》卷十一

【组成】 当归、川芎、白芍、生地黄、桔梗、黄芩、柴胡、地骨皮、百合、麦门冬、黄芪、远志(甘草水泡,去骨)、枣仁(炒,去壳)、蔓荆子

【主治】 妇人血虚劳怯,午后发热,夜出盗汗,四更汗止热退,咽痛口干,恶心,心慌头痛。

【用法】 上剉一剂,水煎温服。

11. 八珍散

【方源】 《普济方》卷三百三十六引《孟氏诜诜方》

【组成】 玄参、人参、白术、粟米(微炒)、白芷、厚朴(姜制)各一两 益智一两 黄芪二两 甘草五钱

【主治】 妇人处深闺内阁常以无子,忧思虑过伤损胃脾,脾虚则不能制水,漏下五色,或只常下黄白水。

【用法】 上为散,每服三钱,姜三片,枣四枚,同煎至八分,空心服。

12. 人参黄芪汤

【方源】 《校注妇人良方》卷十三

【组成】 人参、黄芪(炒)、当归、白术(炒)、白芍药(炒)、艾叶各一钱 阿胶(炒)二钱

【主治】 小产气虚,血下不止。

【用法】 上作一剂,水煎服。

13. 川芎黄芪汤

【方源】 《普济方》卷三四二引《产宝》

【组成】 川芎、黄芪各等份

【主治】 伤胎腹痛,下黄汁。

【用法】 上剉每服五钱秫米炒一合水煎服。

14. 理冲丸

【方源】 《医学衷中参西录》上册

【组成】 水蛭(不用炙)一两 生黄芪一两 半生三棱五钱 生莪术五钱 当归六钱 知母六钱 生桃仁(带皮尖)六钱

【主治】 妇女经闭不行,或产后恶露不尽结为癥瘕,亦治室女月闭血枯。并治男子劳瘵,一切脏腑癥瘕、积聚、气郁、脾弱、满闷、痞胀、不能饮食。

【用法】 上药七味,共为细末,炼蜜为丸,桐子大,开水送服二钱,早晚各一次。

15. 龙须汤

【方源】 《普济方》卷三二七

【组成】 牛膝(洗,去芦,酒浸一宿,急用酒蒸熟为度)、当归(酒浸,去芦)、白术、防风(去芦)、独活(去芦)、甘草各二两　半黄芪(蜜炙)一两

【主治】 胎前产后身疼。

【用法】 上咬咀。每服半两,并水五盏,加生姜十片,薤白一握,同煎至三盏,去滓,不拘时候服。

16. 当归丸

【方源】 《普济方》卷三三二引《济生》

【组成】 当归、赤芍药、川芎、熟地黄、黄芪、京三棱各半两　神曲、百草霜各二钱半

【主治】 妇人月经不调,血积证。

【用法】 上为细末,酒糊为丸,梧桐子大,水下三十,食前。

17. 回元汤

【方源】 《罗氏会约医镜》卷十五

【组成】 黄芪(蜜炒)一两　当归二钱半　益母草三钱　黑干姜五七分

【主治】 产后血晕醒后,可回原气。

【用法】 煎就,冲热童便服。

18. 升阳举经汤

【方源】 《兰室秘藏》卷中

【组成】 肉桂(去皮,盛夏勿用,秋冬用)、白芍药、红花各五分　细辛六分　人参(去芦)、熟地黄、川芎各一钱　独活根、黑附子(炮制,去皮脐)、甘草(炙)各一钱五分　羌活、藁本(去土)、防风各二钱　白术、当归、黄芪、柴胡各三钱　桃仁(肠浸去皮尖,细研)十个

【主治】 经水不止,如上尺脉按之空虚,是气血俱脱、大寒之证。轻手其脉敷疾,举指弦紧或涩,皆阳脱之证,阴火亦亡;见热证于口鼻眼,或渴,此

皆阴躁,阳欲先去也。当温之,举之,升之,浮之,燥之,此法大升浮血气,切补命门之下脱也。

【用法】 上㕮咀。每服三钱,若病势顺,当渐加至五钱,每服水三盏,煎至一盏,空心热服。

19. 龙齿琥珀散

【方源】 《女科百问》卷上

【组成】 茯神一两　人参、龙齿、琥珀、赤芍、黄芪、牛膝(去芦)各三分 麦门冬(去心)、生地各一两半　当归半两

【主治】 产前产后血虚,心神恍惚,语言失度,睡卧不安。

【用法】 上为粗末,每服三钱,水盏半,煎六分,去滓。温服,不拘时。

20. 黄芪饮子

【方源】 《女科百问》卷上

【组成】 黄芪、五味子、当归、白茯苓各半两　白芍、远志、麦子(一方用麦门冬)、人参、吴术各一分　甘草三铢

【主治】 妇人气血不足,夜间虚乏,有汗倦怠者。

【用法】 上㕮咀,每服三钱,水半盏,姜三片,煎七分,去滓。温服,不拘时。神验。

21. 柏子仁汤

【方源】 《女科百问》卷上

【组成】 新萝参、黄芪、茯神、栝楼根、天门冬(去心)、麦门冬(去心)、甘草各一两　北五味(炒)半两　柏子仁一两　熟地二两

【主治】 妇人渴病,滋养营卫,调气顺心。亦治上焦虚热,烦躁口苦,四肢倦怠,津液内燥。

【用法】 上为粗末,每服五钱,水一盏半,姜三片,枣三枚,煎七分,去滓。温服,不拘时。

22. 白蒺藜汤

【方源】《圣惠》卷六十九

【组成】 白蒺藜、防风、道人头、蛇床子、卷柏、黄芪、漏芦各一两半　羊蹄根二两　蒴藋根三两

【主治】 妇人血风,皮肤瘙痒不可禁止。

【用法】 上件药,细锉,以水一斗,煎至五升,去滓,看冷暖,于避风处洗之。

23. 固气填精汤

【方源】《傅青主女科》下卷

【组成】 人参一两　黄芪(生用)一两　白术(土炒)五钱　大熟地(九蒸)一两　当归(酒洗)五钱　三七(研末,冲)三钱　芥穗(炒黑)二钱

【主治】 妊妇因行房气脱,水亏火盛,以致小产,血崩不止。

【用法】 水煎服。服一剂而血止,二剂而身安,四剂则痊愈。

24. 并提汤

【方源】《傅青主女科》卷上

【组成】 大熟地(九蒸)一两　巴戟(盐水浸)一两　白术(土炒)一两　人参五钱　黄芪(生用)五钱　山萸肉(蒸)三钱　枸杞二钱　柴胡五分

【主治】 妇人肾气不足,久不受孕,伴见饮食少思,胸膈满闷,终日倦怠思睡,一经房事,呻吟不已,气怯力弱。

【用法】 水煎服。

25. 人参补气汤

【方源】《陈素庵妇科补解》卷五

【组成】 人参　白术　茯苓　甘草　当归　川芎　白芍　熟地　陈皮　川断　黄芪　肉桂　白芷　香附　厚朴　大枣

【主治】 产妇年少,或百日内将养失宜,劳动太早,气血亏损,风冷所搏,余血流注肠胃,昼凉夜热,肌肤憔悴,渐至尪羸。

【用法】　水煎服。

26. 麻黄根汤

【方源】　《傅青主女科·产后编》上卷
【组成】　人参二钱　当归二钱　黄芪(炙)一钱半　白术(炒)一钱　桂枝五分　麻黄根一钱　粉草(炒)五分　牡蛎(研)少许　浮麦一大撮
【主治】　产后虚汗不止。
【用法】　水煎服。

27. 生津止渴益水饮

【方源】　《傅青主女科·产后编》上卷
【组成】　人参、麦冬、当归、生地各三钱　黄芪一钱　葛根一钱　升麻、炙草各四分　茯苓八分　五味子十五粒
【主治】　产后烦躁,口干而渴,兼小便不利。
【用法】　水煎服。

28. 参麦汤

【方源】　《陈素庵妇科补解》卷五
【组成】　麻黄根　牡蛎　浮小麦　黄芪　人参　麦冬　川芎　赤芍　生地　当归　甘草　陈皮　香附　防风　丹皮　葱白
【主治】　产后阴虚于内,阳气独盛于外,汗出不止者。
【用法】　水煎服。

29. 大济阴汤

【方源】　《陈素庵妇科补解》卷五
【组成】　当归一钱五分　白芍一钱五分　川芎八钱　生地二钱　熟地二钱　丹参一钱五分　丹皮一钱五分　麦冬一钱五分　黄芪一钱　人参八分　防风五分　五味子五分　蔓荆子八分　小麦一撮
【主治】　产后身无汗但头有汗,至颈而还。
【用法】　水煎服。

30. 固肠煎

【方源】《陈素庵妇科补解》卷五

【组成】 附米 牡蛎 黄芪 白蔹 赤芍 当归 川芎 人参 陈皮
甘草 桔梗 白术 矾石 五味子

【主治】 妇人产后胃与大肠虚滑,遗粪不知。

【用法】 水煎服。

31. 益智散

【方源】《陈素庵妇科补解》卷五

【组成】 牡蛎 人参 厚朴 甘草 花粉 龙骨 白蔹 陈皮 赤芍
益智仁 黄芪 川芎 当归 熟地 雄鸡脞胫 山药

【主治】 产后小便数,或遗粪不知。

【用法】 水煎服。

32. 固冲汤

【方源】《医学衷中参西录》上册

【组成】 白术(炒)一两 生黄芪六钱 龙骨(煅,捣细)八钱 牡蛎
(煅,捣细)八钱 萸肉(去净核)八钱 生杭芍四钱 海螵蛸(捣细)四钱
茜草三钱 棕边炭二钱 五倍子(轧细,药汁送服)五分

【主治】 妇女血崩。

【用法】 水煎服。

33. 侧柏丸

【方源】《太平圣惠方》卷七十九

【组成】 侧柏(炙微黄)一两 白芍药一两 黄芪(剉)一两 熟干地黄
一两 续断一分 代赭一两半 牛角䚡灰一两 当归(剉,微炒)一两 龟
甲(涂醋,炙令微黄)二两 桑耳一两 禹余粮(烧醋焠三遍)一两 艾叶(微
炒)一两

【主治】 产后崩中,久下血不止,或赤或黑,脐下疼痛。

【用法】 上件药,捣罗为末,炼蜜和捣三五百杵,丸如小豆大。每于空心,以黄芪汤下三十丸。

34. 侧柏丸

【方源】 《圣济总录》卷一五四

【组成】 侧柏、芍药各一两 代赭(研)、黄芪(剉)、木贼(剉,炒)、川芎、禹余粮(煅)各半两

【主治】 妊娠胎动,脐腹疠痛,下血不止。

【用法】 上七味捣罗为末,以酒煮面糊为丸如梧桐子大,每服二十丸,浓煎木贼酒送下,食前服。

35. 固本止崩汤

【方源】 《傅青主女科》上卷

【组成】 大熟地(九蒸)一两 白术(土炒焦)一两 黄芪(生用)三钱当归(酒洗)五钱 黑姜二钱 人参三钱

【主治】 妇人虚火血崩,两目黑暗,昏晕在地,不省人事。

【用法】 水煎服。一剂崩止,十剂不再发。

36. 升举大补汤

【方源】 《傅青主女科·产后编》上卷

【组成】 黄芪、白术、陈皮各四分 人参二钱 炙草、升麻各四分 当归、熟地各二钱 麦冬一钱 川芎一钱 白芷四分 黄连(炒)三分 荆芥穗(炒黑)四分

【主治】 产后半月外血崩,年老虚人患崩。

【用法】 加枣,水煎。

37. 黄芪当归人参汤

【方源】 《兰室秘藏》卷中

【组成】 黄连一分 生地黄三分 炒神曲、橘皮、桂枝各五分 草豆蔻仁六分 黄芪、人参、麻黄(不去节)各一钱 当归身一钱五分 杏仁(另研

如泥)五个

【主治】 妇人经水暴崩不止。

【用法】 上哎咀,作二服,水二大盏半,煎麻黄令沸,去沫,煎至二盏,入诸药同煎,至一大盏,于巳午之间,食消尽服之。一服立止。

38. 四物补经汤

【方源】 《寿世保元》卷七

【组成】 香附、当归、白芍(酒炒)各六分 熟地黄、川芎各五分 黄芪(蜜炙)、白茯苓(去皮)、白术(去芦)、黄芩、玄胡、索陈皮各四分 砂仁、小茴(酒炒)、人参、阿胶(炒)、沉香(另研)各三分 吴茱萸三分 粉草二分

【主治】 妇人二十五六岁,血海虚冷,经水不调,或时小腹疼痛,或下白带如鱼脑髓,或似米泔,不分信期,每日淋漓不止,面色萎黄,四肢无力,头昏眼花。

【用法】 上剉,生姜三片,水煎,空心热服。

39. 完胞饮

【方源】 《傅青主女科》下卷

【组成】 人参一两 白术(土炒)十两 茯苓(去皮)三钱 生黄芪五钱 当归(酒炒)一两 川芎五钱 桃仁(泡,炒,研)十粒 红花一钱 益母草三钱 白及末一钱

【主治】 妇人生产之时,被稳婆手入产门,损伤胞胎,因而淋漓不止,欲少忍须臾而不能。

【用法】 用猪羊胞一个,先煎汤,后煎药,饥时服。

40. 安老汤

【方源】 《傅青主女科》上卷

【组成】 人参一两 黄芪(生用)一两 大熟地(酒蒸)一两 白术(土炒)一两 当归(酒洗)五钱 山萸(蒸)五钱 阿胶(蛤粉炒)一钱 黑芥穗一钱 甘草一钱 香附(酒炒)五分 木耳炭一钱

【主治】 妇人肝不藏、脾不统而血崩,年五十外或六七十岁忽热行经,

或下紫血块,或如红血淋。

【用法】 水煎服。

41. 当归芍药汤

【方源】 《兰室秘藏》卷中

【组成】 柴胡二分 炙甘草、生地黄各三分 橘皮(不去白)、熟地黄各五分 黄芪一钱五分 苍术(泔浸,去皮)、当归身、白芍药、白术各二钱

【主治】 妇人经脉漏下不止,其色鲜红,时值七月处暑之间,先因劳役,脾胃虚弱,气短气逆,自汗不止,身热闷乱,恶见饮食,沉懒困倦,四肢无力,大便肘泄,后再因心气不足,经脉再下不止,唯觉气下脱,其元气逆上全无,唯觉心腹中气下行,气短少,无力以言。

【用法】 上十味,㕮咀如麻豆大,分作二服,水二盏半,煎至一盏,去滓,稍热空心服之。

42. 加减当归补血汤

【方源】 《傅青主女科》上卷

【组成】 当归(酒洗)一两 黄芪(生用)一两 三七根末三钱 桑叶十四片

【主治】 年老血崩。

【用法】 水煎服。

43. 将军散

【方源】 《寿世保元》卷七

【组成】 大黄(微炒)、黄芩、黄芪(炙)各一两 赤芍、玄参、丹参、山茱萸(取肉)、蛇床子各五钱

【主治】 妇人阴痒,是虫蚀,微则为痒,重则痛。

【用法】 上为细末,每服二钱,食前,温酒调下。

44. 当归人参散

【方源】 《黄帝素问宣明论方》卷十一

【组成】 当归、白术、黄芩、芍药、大黄、茯苓（去皮）、陈皮各半两 人参、黄芪（剉）、川芎、厚朴（去皮，姜制）、官桂各三钱 甘草一两 枳壳（去瓤，炒）四钱

【主治】 产后虚损痿弱，难以运动，疼痛胸满，不思饮食。

【用法】 上为末，每服三钱，水一盏；生姜三片，煎至六分，去滓，不计时候，温服。

45. 贝母散

【方源】 《太平圣惠方》卷七十四

【组成】 贝母（煨微黄）、鹿角胶（杵碎，炒令黄燥）、生干地黄、麦门冬（去心）、人参（去芦头）、黄芪（剉）、五味子各一两 甘草（炙微赤，剉）半两

【主治】 妊娠，肺损咳嗽，喘促不思食。

【用法】 上件药，捣细罗为散。每服不计时候，以糯米粥饮调下二钱。

46. 白术散

【方源】 《圣济总录》卷一五六

【组成】 白术一两 人参二两 白茯苓（去黑皮）三分 黄芪（微炙，剉）、姜制半夏各一两 山芋、桔梗（炒）、桑根、白皮（微炙，剉）、白芷、五味子各半两 甘草（微炙）一分

【主治】 妊娠痰盛。

【用法】 上一十二味，捣罗为散。每服二钱匕，沸汤点，食后临卧服。

47. 黄芪补血汤

【方源】 《辨证录》卷十二

【组成】 黄芪二两 当归一两 肉桂五分

【主治】 治妊妇气虚犯寒，畏寒腹痛，因而落胎者。

【用法】 水煎服。

48. 补虚汤

【方源】 《圣济总录》卷一六四

【组成】　附子(炮裂,去皮脐)、熟干地黄(焙)、当归(切,焙)、肉苁蓉(酒浸,切,焙)、柴胡(去苗)、黄芪各一两　芍药(炒)、人参、白茯苓(去黑皮)、川芎各三分

【主治】　产后虚赢,寒热往来。

【用法】　上一十味,剉如麻豆。每服五钱匕,水一盏半,入生姜五片,大枣三枚(擘),同煎至八分,去滓温服,不拘时候。

49. 补气养荣汤

【方源】　《傅青主女科·产后编》卷上

【组成】　黄芪一钱　白术一钱　当归四钱　人参三钱　陈皮四分　炙草四分　熟地二钱　川芎二钱　黑姜四分

【主治】　产后气短促,血块不痛。

【用法】　水煎服。

50. 阿胶丸

【方源】　《鸡峰普济方》卷十五

【组成】　阿胶、熟地黄、牛膝各二两　桂二钱　白芍药半两　五味子、黄芪、白茯苓、当归、人参、牡丹皮、川芎各一两(一方有白术一两)

【主治】　气多血少,卫实荣虚,月信过期。

【用法】　上为细末,炼蜜合元如梧桐子大。每服三十丸,空心枣汤送下,一日两次。

51. 保胎饮

【方源】　《医学入门》卷八

【组成】　当归、川芎、芍药、熟地、半夏、茯苓、甘草、白术、黄芪、阿胶、艾叶、地榆各七分

【主治】　胎动不安,腹肠疼痛,或时下血,及恶阻一切等症。

【用法】　姜煎服。

52. 黄芪汤

【方源】 《圣济总录》卷一六三

【组成】 黄芪(微炙,剉)三分　白茯苓(去黑皮)、当归(切,微炒)、桑寄生(微炙)各半两　桃仁(汤浸,去皮尖双仁,麸炒黄)三分　陈曲(微炒)、干姜(炮裂)、桔梗(炒)各半两

【用法】 上八味,捣为粗末。每服三钱匕,水一盏,煎至七分,去滓温服,不拘时候。

【主治】 产后气血虚乏,内燥引饮,心下烦闷。

53. 柴胡汤

【方源】 《圣济总录》卷一五六

【组成】 柴胡(去苗)、白术(米泔浸半日,炒)各一两　川芎、当归(焙干)、芍药、防风(去叉)、赤茯苓(去黑皮)各一分　黄芪(细剉)、生干地黄(焙)各半两

【主治】 妊娠伤寒,憎寒壮热,头痛体疼。

【用法】 上九味,粗捣筛。每服三钱匕,水一盏,枣二枚(擘破),生姜三片,煎六分,去滓,不拘时候温服。

54. 白术散

【方源】 《太平圣惠方》卷八十一

【组成】 白术一两　黄芪(剉)一两　五味子半两　石斛(去根,剉)一两　防风(去芦头)半两　人参(去芦头)三分　酸枣仁(微炒)半两　牛膝(去苗)半两　木香半两　桂心半两　当归(剉,微炒)半两　白茯苓三分　熟干地黄一两　川芎半两　羚羊角屑半两　附子(炮裂,去皮脐)三分　甘草(炙微赤,剉)一分　干姜(炮裂,剉)半两

【主治】 产后体虚羸弱,不思饮食,远视无力,起止不得。

【用法】 上件药,捣粗罗为散。每服四钱,以水一中盏,入枣三枚,煎至六分,去滓,温服,日三服。

55．当归汤

【方源】《普济方》卷三五二

【组成】 当归、人参、生姜各二两（正方用二分） 黄芪三两 淡豉五合 猪肾一只 粳米一合 薤白三合

【主治】 产后虚劳，骨节疼痛，头痛，汗不出。

【用法】 水一斗五升，先煮猪肾取六升，后下诸药，煎至二升，分为三服。

56．五味子散

【方源】《太平圣惠方》卷七十八

【组成】 五味子、人参（去芦头）、当归（剉，微炒）、黄芪（剉）、川芎、白茯苓各一两

【主治】 产后虚喘，气少不足，四肢羸困，不欲饮食。

【用法】 上件药，捣粗罗为散。每服三钱，以水一中盏，入生姜半分，煎至六分，去滓，不计时候温服。

57．泰山盘石散

【方源】《景岳全书》卷六十一

【组成】 人参、黄芪、当归、川续断、黄芩各一钱 川芎、白芍药、熟地黄各八分 白术二钱 甘草（炙）、砂仁各五分 糯米一撮

【主治】 妇人气血两虚，或肥而不实，或瘦而血热，或脾肝素虚，倦怠少食，屡有堕胎之患。

【用法】 水一盅半，煎至七分，食远服。

58．乌鸡丸

【方源】《女科万金方》

【组成】 柴胡、黄连、人参各二两 黄芪三两 门冬、当归、白芍、地骨皮、香附（童便炒）、茯苓、秦艽、陈皮、贝母、黄柏（酒炒）、知母、黄芩、五味子各二两 乌鸡一只

【主治】 妇人经事不调,日渐潮热,咳嗽有痰。

【用法】 去毛肚杂头足,切碎,和药入瓶,好醋三碗,煮酒四碗,炭火煨干,晒干为末,醋糊丸。每服一百丸,淡醋汤下。

59. 安胎饮

【方源】 《太平惠民和剂局方》卷九

【组成】 地榆、甘草(微炙赤)、茯苓(去皮)、熟干地黄(洗,酒洒,蒸,焙)、当归(去芦,洗,酒浸)、川芎、白术、半夏(汤洗七次)、阿胶(捣碎,麸炒)、黄芪(去苗)、白芍药各等份

【主治】 妊娠三月、四月至九月恶阻病者,心中愦闷,头重目眩,四肢沉重,懈怠不欲执作,恶闻食气,欲啖咸酸,多睡少起,呕逆不食;或胎动不安,非时转动,腰腹疼痛,或时下血,及妊娠一切疾病。

【用法】 上为粗散。每服三钱,水一盏半,煎至八分,去渣温服,不拘时。

60. 黄芪丸

【方源】 《太平圣惠方》卷八十

【组成】 黄芪(剉)一两 白芍药三分 当归(剉,微炒)一两 桂心三分 柏子仁三分 续断三分 川芎三分 五味子半两 熟干地黄半两 牛膝(去苗)三分 肉苁蓉(酒洗拌,去皱皮,炙干)三分 鳖甲(涂醋,炙令黄,去裙襕)一两 白术半两 沉香三分 枳壳(麸炒微黄,去瓤)三两

【主治】 产后蓐劳。寒热进退,头痛目眩,百节痠疼,气力羸弱。

【用法】 上件药,捣细罗为散,炼蜜和捣三五百杵,圆如梧桐子大。每服三十丸,以粥饮下二十丸。

第四章　治疗儿科疾病

1. 升麻汤

【方源】《圣济总录》卷一百六十八

【组成】 升麻、柴胡(去芦头)、麦门冬(去心,焙)、黄芩(去黑心)、甘草(炙,剉)各半两　黄芪(剉)、人参各一分

【主治】 小儿温壮不解。

【用法】 上七味粗捣筛。每服一钱匕,以水八分,煎取五分去滓,量儿大小加减服。

2. 人参散

【方源】《太平圣惠方》卷八十四

【组成】 人参(去芦头)半两　蜣螂(去翅足,微炒)二枚　黄芪(剉)半两　麻黄(去根节)半两　赤茯苓半两

【主治】 小儿伤寒,头热足冷,口干多渴。

【用法】 上件药,捣粗罗为散。每服一钱,以水一小盏,入生姜少许,煎至五分,去滓,不计时候温服,量儿大小,以意加减服之。

3. 黄芪汤

【方源】《普济方》卷三七七

【组成】 黄芪(剉,炙)、麻黄(去节)、甘草(炙,剉)、当归(切,焙)、细辛(去叶)、桂(去粗皮)、芍药、人参各一两　牛黄(研)一分　蛇蜕(炙,焦黄,一寸)、炸蝉(炒)、蜣螂(并微炙,去翅足)各四枚

【主治】 小儿风痫发无时数,下之后风虚不足。

【用法】 上粗捣筛,三四岁儿每服一钱匕,水七分,煎至四分,去滓,温

服,日三四。随儿大小加减。

4. 人参散

【方源】 《太平圣惠方》卷八十四

【组成】 人参(去芦头)半两 诃黎勒皮三分 黄芪(剉)半两 柴胡(去苗)半两 白茯苓半两 白术一分 鳖甲(涂醋炙令黄,去裙襕)半两 木香半两 桃仁(汤浸去皮尖双仁,麸炒微黄)一分 甘草(炙微赤,剉)一分

【主治】 小儿寒热往来,食少羸瘦。

【用法】 上件药,捣细罗为散。不计时候,以粥饮调下半钱,量儿大小,加减服之。

5. 黄芪丸

【方源】 《太平圣惠方》卷八十四

【组成】 黄芪(剉)一分 麦门冬(去心,焙)一分 柴胡(去苗)半两 赤茯苓一分 白术一分 子芩一分 鳖甲(涂醋炙令黄,去裙襕)半两 甘草(炙微赤,剉)一分

【主治】 小儿往来寒热,多汗心烦,小便赤黄,不欲饮食,四肢羸瘦。

【用法】 上件药,捣罗为末,炼蜜和圆,如绿豆大。每服,以粥饮下五丸,日三四服,量儿大小,加减服之。

6. 当归散

【方源】 《太平圣惠方》卷九十三

【组成】 当归(剉,微炒)三分 黄连(微炒,去须)三分 干姜(炮裂,剉)半两 黄芪(剉)三分 甘草(炙微赤,剉)半两

【主治】 小儿痢渴,腹内疼痛不止。

【用法】 上件药,捣粗罗为散。每服一钱,以水一小盏,煎至五分,去滓,不计时候,量儿大小,分减温服。

7. 芦根散

【方源】 《太平圣惠方》卷八十三

【组成】　芦根(剉)、人参(去芦头)、黄芪(剉)、知母、麦门冬(去心,焙)、甘草(炙微赤,剉)各半两

【主治】　小儿壮热,渴不止。

【用法】　上件药,捣粗罗为散。每服一钱,以水一小盏,加竹叶七片、粟米一百粒,煎至五分,去滓,不计时候温服,量儿大小加减。

8. 黄芩汤

【方源】　《圣济总录》卷一八二

【组成】　黄芩(去黑心)、栀子仁、玄参、升麻、大黄(剉,炒)、黄芪(剉)、连翘、蓝叶、甘草、木香、川芎、犀角屑各半两

【主治】　小儿痈疮,烦热疼痛。

【用法】　上一十二味粗捣筛,每服一钱匕,水半盏煎三分,去滓,温服,量儿大小加减。

9. 丹砂丸

【方源】　《圣济总录》卷一百六十八

【组成】　丹砂(研,水飞过)、柴胡(去苗)、铁粉(研)、麦门冬(去心,焙)、白茯苓(去黑皮)各半两　天竺黄(研)、人参、黄芪(剉)、黄芩(去黑心)、甘草(炙,剉)各一分　牛黄(研)、麝香各一钱

【主治】　小儿风热多惊。

【用法】　上一十二味捣研为末,炼蜜和丸如绿豆大,每服五丸,煎竹叶汤化下,量儿大小加减。

10. 朱砂丸

【方源】　《太平圣惠方》卷八十三

【组成】　朱砂(细研,水飞过)半两　天竹黄(细研)一分　牛黄(细研)一分　人参(去芦头)一分　茯神半两　柴胡(去苗)半两　铁粉(细研)半两黄芪(剉)一分　麝香(细研)一钱　黄芩一分　麦门冬(去心,焙)半两　甘草(炙微赤,剉)一分

【主治】　小儿风热多惊。

【用法】 上件药,捣罗为末,入研了药,都研令匀,炼蜜和圆,如绿豆大。每服,煎竹叶汤,研下五圆,量儿大小,以意加减。

11. 黄芪丸

【方源】 《太平圣惠方》卷八十八

【组成】 黄芪(剉)半两 赤芍药半两 麦门冬(去心,焙)一两 人参(去芦头)半两 柴胡(去苗)三分 胡黄连半两 鳖甲(涂醋炙令黄,去裙襕)一两 甘草(炙微赤,剉)半两

【主治】 小儿羸瘦,体热,面色萎黄,不欲乳食。

【用法】 上件药,捣罗为末,炼蜜和圆,如麻子大。不计时候,以粥饮下五丸,量儿大小,以意加减。

12. 生犀散

【方源】 《太平惠民和剂局方》卷十

【异名】 羚羊角汤(《圣济总录》卷一七七)

【组成】 大黄(蒸,切,焙) 鳖甲(汤煮,去裙襕,醋涂炙黄) 麦门冬(去心) 黄芪秦艽(去苗并土) 羚羊角(镑) 桑白皮(剉) 人参 茯苓(去皮) 地骨皮(去土) 赤芍药 柴胡(去苗) 枳壳(去瓤,麸炒)

【主治】 小儿骨蒸肌瘦,颊赤口干,日晚潮热,夜有盗汗,五心烦躁,四肢困倦,饮食虽多,不生肌肉,及大病瘥后,余毒不解;或伤寒病后,因食羊肉,体热不除。

【用法】 上各等份,捣为粗末。每服两钱,水一盏,入青蒿少许,煎至六分,去滓,温服,食后,儿小即分为两服。

13. 人参散

【方源】 《太平圣惠方》卷八十四

【异名】 六味人参汤(《圣济总录》卷一七五)

【组成】 人参(去芦头)一分 丁香一分 陈橘皮(汤浸去白瓤,焙)半两 黄芪(剉)一分 甘草(炙微赤,剉)一分 诃黎勒皮半两

【主治】 小儿脾胃气不和,腹胁妨闷,不能饮食,四肢羸弱。

【用法】 上件药,捣粗罗为散。每服一钱,以水一小盏,入生姜少许、枣一枚,煎至五分,去滓,不计时候温服,量儿大小,以意加减。

14. 人参黄芪散

【方源】 《魏氏家藏方》卷十
【组成】 人参(去芦)、绵黄芪(蜜炙)、白茯苓(去皮)、山药、百合、甘草(炒)各一两
【主治】 小儿身热,肌瘦自汗。
【用法】 上为细末,每服二钱,浓煎麦门冬汤,点服不以时候,小儿服一钱,频服甚妙。

15. 独活散

【方源】 《圣惠》卷八十三
【组成】 独活、黄芪(剉)各一两 防风(去芦头)、白鲜皮各三分 茯神一两 羚羊角屑三分 桂心半两 酸枣仁一两 甘草(炙微赤,剉)半两
【主治】 小儿中风,四肢筋脉拘挛,心神烦乱,不得睡。
【用法】 上件药,捣粗罗为散。每服一钱,以水一小盏,煎至五分,去滓。量儿大小,以意加减服之。

16. 牡蛎散

【方源】 《普济方》卷三九〇
【组成】 牡蛎(煅)二两 黄芪、干地黄(生者)、麻黄根各一两
【主治】 小儿盗汗。或小儿病后暴虚,津液不固,体常自汗,夜卧愈甚,久而不止,羸瘠枯瘦,短气烦倦;或因病后血少虚弱,消瘦潮热烦渴,腠理不密,盗汗不止。
【用法】 上㕮咀。每服一钱,水半盏,小麦二十粒,煎三分,去滓温服,不拘时候。

17. 黄芪散

【方源】 《普济方》卷三九〇

【组成】 黄芪、朱砂(细研,水飞)各半两　龙脑(细研)一钱　人参(去芦)、川升麻、川大黄(微炒)、甘草(炙)、天竺黄、牡蛎粉各一分

【主治】 小儿高热盗汗,心烦不欲乳食。

【用法】 上为散,不计时候,煎竹叶汤调下半钱,量儿大小加减服之。

18. 龙骨散

【方源】 《普济方》卷三九〇

【组成】 白龙骨、牡蛎粉、黄芪、人参(去芦)、麻黄根、熟地黄、甘草(炙)各半两　麦门冬(去心,焙)一两

【主治】 小儿夜常有盗汗,黄瘦。

【用法】 上为散,每服一钱,以水一小盏,煎至五分,去滓,不计时候,量儿大小以意加减。

19. 固真汤

【方源】 《古今医鉴》卷十四

【组成】 黄芪、人参、甘草(炙)、陈皮、白术、木香、白芍(炒)、白茯苓、诃子(煨,去核)、肉豆蔻(面裹煨,纸包,槌去油)各等份

【主治】 小儿痘疮,虚泻。

【用法】 上剉,粳米三十粒,水煎,温服。

20. 丹参散

【方源】 《太平圣惠方》卷九十

【组成】 丹参半两　露蜂房(微炙)一分　川升麻半两　防风(去芦头)半两　连翘半两　黄芪(剉)半两　川大黄(剉碎,微炒)半两　甘草(炙微赤,剉)半两　牛蒡子(微炒)半两　枳壳(麸炒微黄,去瓤)三分

【主治】 小儿风热,项腋下有恶核不消,大便多秘,心神烦热。

【用法】 上件药,捣粗罗为散。每服一钱,以水一小盏,煎至五分,去滓,放温,量儿大小,分减服之。

21. 玉乳丹

【方源】　《幼幼新书》卷六引张涣方

【组成】　钟乳粉（依古法制炼者）、柏子仁（别研）、熟干地黄（依法蒸焙者）、当归（洗，焙干）各半两　防风（剉）、补骨脂（净拣，炒）各一两　或加黄芪、茯苓

【主治】　婴儿头骨应合而不合，头缝开解。

【用法】　上件除别研者碾为细末，次入钟乳粉等拌匀，炼蜜和如黍米大。每服十粒，煎茴香汤下，乳食前。

22. 肉豆蔻散

【方源】　《太平圣惠方》卷八十四

【组成】　肉豆蔻（去壳）一枚　丁香半分　桂心半两　人参（去芦头）半两　白茯苓半两　枇杷叶（拭去毛，炙微黄）半分　黄芪（剉）半分　陈橘皮（汤浸去白瓤，焙）一分　甘草（炙微赤，剉）半两

【主治】　小儿霍乱，吐泻不止，食饮不下。

【用法】　上件药，捣细罗为散。

第五章 主治脏腑病证

第一节 治疗心系病证

1. 远志汤

【方源】《赤水玄珠》卷十四

【组成】 远志（去心）、黄芪、当归、麦冬、石斛、酸枣仁（炒）各一钱二分　人参、茯神各七分　甘草五分

【主治】 心虚烦热，夜卧不宁，及病后虚烦。

【用法】 水煎服。烦甚者加竹叶、知母。

2. 补心丸

【方源】《赤水玄珠》卷十

【组成】 麦冬二两半　远志（甘草汤煮）、石菖蒲、香附子（童便浸）各二两　天冬、栝楼根、白术、贝母、熟地、茯神、地骨皮各一两半　人参、川归、牛膝、黄芪各一两　木通八钱

【主治】 安心养神，心气不足，惊恐健忘。

【用法】 俱为细末，大枣肉为丸，梧桐子大，每酒或圆眼汤吞五七十丸。可以久服。

3. 益荣汤

【方源】《赤水玄珠》卷十四

【组成】 当归、黄芪、远志配枣仁（炒）、茯神、柏子仁、麦冬、白芍、人参、紫石英各一钱　木香、甘草各七分

【主治】　血不足,不寐,及怔忡惊悸。

【用法】　姜三片,枣二枚,水煎服。

4. 养心丸

【方源】　《杨氏家藏方》卷十

【组成】　茯神(去木)、人参(去芦头)、绵黄芪(蜜炙)、酸枣仁(去皮,别研成膏)各一两　熟干地黄(洗,焙)、远志(去心)、五味子、柏子仁(别研成膏)各半两　朱砂(研细,水飞)三分

【主治】　忧思太过,健忘怔忪,睡多恐惕,梦涉峻危,自汗不止,五心烦热,目涩昏倦,梦寐失精,口苦舌干,日渐羸瘦,全不思食。

【用法】　上件为细末,入二膏和匀研细,炼蜜为丸如梧桐子大。每服五十丸,食后临卧,浓煎人参汤送下。

5. 远志汤

【方源】　《千金方》卷十四

【组成】　远志、干姜、铁精、桂心、黄芪、紫石英各三两　防风、当归、人参、茯苓、甘草、川芎、茯神、羌活各二两　麦门冬、半夏各四两　五味子二合　大枣十二枚

【主治】　心气虚,惊悸喜忘,不进食。

【用法】　上十八味,哎咀,以水一斗三升,煮取三升半。分五服,日三夜二。

6. 远志汤

【方源】　《千金方》卷十四

【组成】　远志、黄芪、茯苓、甘草、芍药、当归、桂心、麦门冬、人参各二两　独活四两　生姜五两　附子一两

【主治】　中风心气不定,惊悸,言语谬误,恍惚愦愦,心烦闷,耳鸣。

【用法】　上十二味,哎咀,以水一斗二升,煮取四升,服八合,人羸可服五合,日三夜一。一方无桂。

7. 远志散

【方源】 《圣惠》卷四

【组成】 远志(去心)、菖蒲、铁精各半两　桂心三分　黄芪(剉)一两防风(去芦头)、当归(剉,微炒)各三分　人参(去芦头)、甘草(炙微赤,剉)各半两　熟干地黄三分　川芎半两　茯神三分　独活半两　紫石英(细研如粉)一两　五味子半两　麦门冬(去心)三分　半夏(汤洗七遍去滑)半两

【主治】 心气虚,惊悸喜忘,不思饮食。

【用法】 上件药,捣粗罗为散。每服三钱,以水一中盏,入生姜半分、枣三枚,煎至六分,去滓,每于食后温服。

第二节　治疗肝胆系病证

1. 茯神散

【方源】 《圣济总录》卷十九

【组成】 茯神(去木)、酸枣仁(微炒)、黄芪(剉)、人参各一两　熟干地黄(焙)、远志(去心)、五味子各半两　白茯苓(去黑皮)一两　丹砂(别研)半两

【主治】 肝痹,多惊悸,神思不安。

【用法】 上九味除丹砂外,捣罗为散,入丹砂末再研匀,每服一钱匕,以温酒调下,不计时候。

2. 人参散

【方源】 《圣济总录》卷十九

【组成】 人参二两　酸枣仁(微炒)、杜仲(去皮,剉,微炒)、黄芪(蜜炙,剉)、茯神(去木)各一两　五味子、熟干地黄、川芎、细辛(去苗叶)、秦艽(去苗土)、羌活(去芦头)、丹砂(飞研)各半两

【主治】 肝痹气逆,胸胁引痛,眠卧多惊,静脉挛急,镇肝去邪。

【用法】 上十二味除丹砂外,同捣罗为散,入丹砂研匀,每服一钱匕,温

酒调下,不拘时候,日三。

3. 中正汤

【方源】　《圣济总录》卷四十二上册

【组成】　茯神(去木)、酸枣仁(微炒)、黄芪(剉)、羌活(去芦头)各一两　熟干地黄(切,焙)、甘菊花、柏子仁、防风(去叉)各三分　人参、白芍药、当归(切,焙)、甘草(炙,剉)各半两

【主治】　胆气不足,常多恐惧,头眩萎厥,四肢不利,僵仆目黄。

【用法】　上一十一味粗捣筛,每服三钱匕,水一盏,煎至七分,去滓,温服,不拘时。

第三节　治疗脾胃系病证

1. 升降汤

【方源】　《医学衷中参西录》上册

【组成】　野台参二钱　生黄芪二钱　白术二钱　广陈皮二钱　川厚朴二钱　生鸡内金(捣细)二钱　知母三钱　生杭芍三钱　桂枝尖一钱　川芎一钱　生姜一钱

【主治】　肝郁脾弱,胸胁胀满,不能饮食。

【用法】　水煎服。

2. 泻脾丸

【方源】　《外台》卷十六引《深师调》

【组成】　黄芩、杏仁(去尖皮两仁,熬)、泽泻、通草、川芎、桂心、白术、干姜各五分　茯苓、黄芪、干地黄各六分　附子(炮)二分　麦门冬(去心)四分

【主治】　利饮食,除胃中积聚寒热,老人将服,长肌肉,令人光泽。

【用法】　上十三味捣筛,蜜和。服如梧子二丸,日三服。忌猪肉、冷水、桃李、雀肉、生葱、醋、芜荑等物。

3. 茯神丸

【方源】 《圣济总录》卷四十三

【组成】 茯神(去木)、生干地黄(洗切,焙)各二两 鳖甲(九肋者,醋炙,去裙襕)、桔梗(去芦头,切,炒)、人参、升麻、大腹(炮)、防风(去叉)、黄芩(去黑心)、白前各一两 枳壳(去瓤,麸炒)、赤芍药、柴胡(去苗)、黄芪(薄切)各一两半

【主治】 心实壅热,口苦舌干,涕唾稠粘,胸膈烦闷,不思饮食,肢体倦怠,或发烦热,状似骨蒸。

【用法】 上一十四味为细末,炼蜜为丸如梧桐子大,每服十丸,食后生姜汤下。

4. 人参散

【方源】 《太平圣惠方》卷十八

【组成】 人参(去芦头)一两 枳壳(麸炒微黄,去瓤)半两 甘草(炙微赤,剉)半两 沉香一两 黄芪(剉)半两 厚朴(去粗皮,涂生姜汁,炙令香熟)二两

【主治】 热病后,脾胃虚,不思饮食,胁下有气,腹肚不调。

【用法】 上件药,捣筛为散。每服三钱,以水一中盏,入生煎半分、枣三枚,煎至六分,去滓,食前温服。

5. 参朴汤

【方源】 《圣济总录》卷三十二

【组成】 人参、厚朴(去粗皮,姜汁炙)各一两 陈橘皮(汤浸去白,焙)、诃黎勒(炮,去核)、桂(去粗皮)、木香、枳壳(去瓤,麸炒)、黄芪(剉)各半两 甘草(炙)一分 白术三分

【主治】 伤寒后脾胃气虚,全不思食,腹脏不调。

【用法】 水煎服。

6. 小黄丸

【方源】 《兰室秘藏》卷下

【组成】 黄芩一两 半夏(汤浸,姜制)、白术各五钱 陈皮、青皮(去白)、黄芪各三钱 泽泻二钱 干姜一钱五分

【主治】 化痰涎,和胃气,除湿。

【用法】 上为末,汤浸食饼为丸,如绿豆大,每服五十丸,食远,温水下。

7. 顺气归脾丸

【方源】 《外科正宗》卷二

【组成】 陈皮、贝母、香附、乌药、当归、白术、茯神、黄芪、酸枣仁、远志、人参各一两 木香、甘草(炙)各三钱

【主治】 思虑伤脾致脾气郁结,乃生肉瘤,软如绵,肿似馒,脾气虚弱,日久渐大,或微疼或不疼者。

【用法】 上为末,合欢树根皮四两,煎汤煮老米糊,丸如桐子大,每服六十丸,食远白滚烫送下。

8. 人参散

【方源】 《医学纲目》卷二十三

【组成】 人参、黄芪各一钱 厚朴(炒)八分 地黄七分 桃仁、枳壳(炒)各一钱 甘草(炙)少许

【主治】 脾约,血虚肠燥,大便秘涩,小便如常,咽塞不通,食下便有痰出,脉涩,左右手同。

【用法】 煎入竹沥、姜汁饮之。

9. 黄芪散

【方源】 《太平圣惠方》卷五

【组成】 黄芪(剉)一两 附子(炮裂,去皮脐)一两 诃黎勒(煨,用皮)一两半 人参(去芦头)一两 白术一两 五味子半两 白茯苓一两 丁香半两 枳实(麸炒微黄)半两

【主治】 脾气不足,腹胁胀满,四肢无力,少思饮食。

【用法】 上件药,捣筛为散。每服三钱,水一中盏,入生姜半分、枣三枚,煎至六分,去滓,食前稍热服。忌生冷、油腻、湿面。

10. 补益黄芪丸

【方源】 《太平圣惠方》卷五

【组成】 黄芪(剉)三分 白茯苓三分 桂心半两 山茱萸三分 白术三分 麦门冬(去心,焙)半两 当归(剉、微炒)半两 五味子半两 石斛(去根,剉)三分 人参(去芦头)三分 附子(炮裂,去皮脐)三分 陈橘皮(汤浸去白瓤,焙)半两 熟干地黄三分 牛膝(去苗)三分 薯蓣三分

【主治】 脾胃气虚弱,机体羸弱,不思饮食,四肢少力。

【用法】 上件药,捣罗为末,炼蜜和捣三二百杵,圆如梧桐子大。每服,不计时候,以姜枣汤下三十丸。忌生冷、油腻、牛犬肉。

11. 白术散

【方源】 《太平圣惠方》卷十四

【组成】 白术一两 黄芪(剉)一两 麦门冬(去心)一两 人参(去芦头)一两 桂心半两 陈橘皮(汤浸去白瓤,焙)三分

【主治】 伤寒后虚羸少力,不思饮食。

【用法】 上件药,捣筛为散。每服三钱,以水一中盏,入生姜半分、枣三枚,煎至六分,去滓,不计时候稍热服。

12. 归脾丸

【方源】 《医学六要·治法汇》卷七

【组成】 黄芪、龙眼肉、酸枣仁(炒)、人参各一钱 木香二分 甘草(炙)二分半

【主治】 思伤脾,神不归于脾,多健忘,怔忡。

【用法】 姜三片,煎服。

13. 化痞丸

【方源】 《医学入门》卷六

【组成】 木香、人参、黄芪、当归、桔梗、黄连、三棱、莪术、鳖甲、夜明砂、绿矾、枳实、使君子、苦楝根、诃子各一两 蛤蟆灰七钱半

【主治】 痞消癖进食,止泻和胃追虫。

【用法】 上为末,蜜丸绿豆大。每三十丸,米饮下。

14. 丁香茱萸汤

【方源】 《兰室秘藏》卷中

【异名】 丁香安胃汤(《东垣试效方》卷三)

【组成】 黄柏三分 炙甘草、丁香、柴胡、橘皮各五分 升麻七分 吴茱萸、苍术、人参各一钱 当归一钱五分 草豆蔻仁、黄芪各二钱

【主治】 治呕吐哕。

【用法】 上为粗末,每服五钱,水两大盏,煎至一盏,去粗,稍热服,食前。

15. 补胃黄芪散

【方源】 《太平圣惠方》卷五。

【组成】 黄芪(剉)一两 防风(去芦头)一两 柏子仁一两 细辛一两 桂心一两 陈橘皮(汤浸去白瓤,焙)一两 人参(去芦头)一两 川芎一两 甘草(炙微赤,剉)一分 吴茱萸(汤浸七遍,焙于微炒)一分

【主治】 胃虚冷,淅淅恶寒,目中急痛,耳鸣,胫寒,不得卧,心腹多冷气,身体无泽。

【用法】 上件药,捣筛为散。每服五钱,以水一中盏,入生姜半分、枣三枚,煎至六分,去滓,食前温服。忌生冷、油腻。

16. 黄芪煮散

【方源】 《圣济总录》卷四十六。

【组成】 黄芪(剉)二两 人参、白茯苓(去黑皮)、葛根(剉)、厚朴(去粗

皮,生姜二两取汁涂,慢火炙尽)各一两　诃黎勒(炮,去核)一两半　木香、甘草(炙)各半两　半夏(水洗七遍,去滑)三分　生姜(取汁浸一宿,炒干)一两半　干姜(炮)一分

【主治】　治脾胃气虚弱,肌体羸瘦,美饮食,长肌肉,去虚倦,强心力。

【用法】　上一十味杵末,每服二钱匕,水一盏,入生姜三片、枣二枚擘破,煎至七分,不以早晚温服。

17．草豆蔻散

【方源】　《太平圣惠方》卷十四

【组成】　草豆蔻(去皮)三分　藿香一两　桂心三分　白术一两　人参(去芦头)一两　半夏(汤洗七遍,去滑)半两　黄芪(剉)一两　甘草(炙微赤,剉)半两　陈橘皮(汤浸,去白瓤,焙)半两

【主治】　伤寒后,脾胃气弱,痰逆,不思饮食,四肢虚羸。

【用法】　上件药,捣筛为散。每服三钱,以水一中盏,入生差半分,煎至六分,去滓,不计时候稍热服。

18．人参饮子

【方源】　《兰室秘藏》卷中

【组成】　麦门冬二分　人参(去芦)、当归身各三分　黄芪、白芍药、甘草各一钱　五味子五个

【主治】　脾胃虚弱,气促气弱,精神短少,衄血吐血。

【用法】　上为粗末,都作一服,用水二盏,煎至一盏,去粗,稍热服。

19．七珍散

【方源】　《普济本事方》卷二。

【组成】　人参(去芦)、白术、黄芪(蜜水涂,炙)、山芋、白茯苓(去皮)、粟米(微炒)、甘草(炙)各一两

【主治】　治小肠脾胃病。伤寒、疟疾、中暑得愈之后,不思饮食。

【用法】　上为细末。每服二钱,水一盏,姜枣同煎,至七分。

20. 补胃汤

【方源】《寿世保元》卷二

【组成】 黄芪(蜜炒)二钱 人参五分 甘草(炙)一钱 当归三分 柴胡三分 升麻三分 苍术(米泔浸)一钱 青皮(去瓤)五分 神曲(炒)七分 黄柏(酒炒)三分

【主治】 脾胃虚弱,元气不足,四肢沉重,食后昏沉,怠于动作,嗜卧无力。

【用法】 上剉一剂水煎,食后服。

21. 白术散

【方源】《太平圣惠方》卷十五

【组成】 白术、人参(去芦头)、陈橘皮(汤浸去白瓤,焙)、大腹皮、黄芪(剉)、枳壳(麸炒微黄,去瓤)、甘草(炙微赤,剉)各一两 诃黎勒(用皮)一两 沉香一两

【主治】 时气后胃虚,宿食不消,心胸壅闷,乍寒乍热。

【用法】 上件药,捣粗罗为散。每服五钱,以水一大盏,煎至五分,去滓,食温服。

第四节 治疗肺系病证

1. 黄芪煮散

【方源】《圣济总录》卷四十八

【组成】 黄芪(剉)、桑根白皮(剉)、杏仁(去皮尖,双仁,炒)、紫菀(去苗土)、黄芩(去黑心)、麻黄(去根节)、麦门冬(去心,焙)、升麻贝母(去心)、羌活(去芦头)、蛤蚧(酥炙)各一分 胡黄连一钱

【主治】 肺气盛实,其气上蒸,发嗽多痰,心胸烦躁,往往咯血。

【用法】 上一十一味捣罗为散,每服三钱匕,水一盏,生姜一枣大,拍碎,煎至九分,去姜,食后临卧温服。

2. 华盖散

【方源】 《圣济总录》卷四十九

【组成】 黄芪(剉)、人参、桑根、白皮(炙,剉)、防风(去叉)、白茯苓(去黑皮)各一两 甘草(炙)三分

【主治】 肺气壅热,胸膈痞闷,痰唾咳嗽。

【用法】 上七味捣罗为散,每服二钱匕,生姜蜜汤调下,常服入生姜二片,如茶点,不拘时候。

3. 补肺汤

【方源】 《外台秘要方》卷九引《深师方》。

【组成】 黄芪五两 桂心、干地黄、茯苓、厚朴、干姜、紫菀、橘皮、当归、五味子、远志(去心)、麦门冬(去心)各三两 甘草(炙)、钟乳、白石英各二两 桑白皮根、人参各三两 大枣(擘)二十枚

【主治】 治咳逆上气,吐脓或吐血,胸满痛不能食。

【用法】 上十八味,切,以水一斗四升,煮取四升,分温四服,日三夜一。忌海藻、菘菜、生葱、酢物。

4. 百部丸

【方源】 《太平惠民和剂局方》卷四

【组成】 天门冬(去心)一斤 杏仁(去皮尖,炒)、黄芪、百部根各六两 瓜蒌根十六两 紫苏、紫菀(去苗,洗)、马兜铃各二十二两 黑参八两 肉桂(去粗皮)四两

【主治】 肺气不调,咳嗽喘急,胸膈烦闷,唇干口燥,面目浮肿,咽嗌不利,积久不愈,及咯唾脓血者。

【用法】 上药为细末,炼蜜为丸,如梧桐子大。每服 15 丸,食后煎乌梅、甘草汤温下。

5. 五味子汤

【方源】 《圣济总录》卷六十五

【组成】　五味子(炒)、人参、黄芪(剉)、阿胶(炒令燥)、桂(去粗皮)、熟干地黄(焙)各半两　紫菀(去苗土)、干姜(炮裂)、杏仁(汤浸,去皮尖双仁,炒)各一分　白术、紫苏叶各一分半

【主治】　肺感寒,咳嗽不止。

【用法】　上一十一味粗捣筛。每服三钱匕,水一盏,煎至七分,去滓,温服,不计时候。日三。

6. 黄芩汤

【方源】　《圣济总录》卷四十八

【组成】　黄芩(去黑心)、黄芪(剉)、柴胡(去苗)、秦艽(去土)、赤茯苓(去黑皮)、人参、栀子仁各一两　甘草(炙,剉)、升麻、地骨皮各半两

【主治】　肺藏热实,涕唾稠黏,喉咽不利。

【用法】　上一十味为粗捣筛,每服三钱匕,水一盏,煎至六分,去滓,食后温服。

7. 敛肺汤

【方源】　《普济方》卷二十七

【组成】　知母(焙)、百部、百合、白前、芍药、黄芪(剉)、款冬花、马兜铃、贝母(去心)、五味子、前胡(去芦头)、青橘皮(汤浸去白,焙)、防葵、大黄(生,剉)、麻黄(去根节)、桃仁(去皮尖双仁,炒黄)、白术(剉,炒)、升麻、紫菀(去苗土)、大枣(去核,焙)、槟榔(麸炒)、甘草(炙)、葛根、防己各一两

【主治】　肺脏壅热,咳嗽多痰,面色赤,口干,气急烦满,大肠不利。

【用法】　上捣筛。每服三钱,水一大盏,煎至七分,去滓温服,不拘时候。

第五节　治疗肾系病证

1. 参芪救元汤

【方源】　《寿世保元》卷五

【组成】 黄芪(蜜炒)　人参　粉草(炙)　麦门冬(去心)　五味子

【主治】 肾水枯竭,不能运上,后必生痈疽,服此有益。

【用法】 上剉,水煎,入朱砂少许,不拘时服。

2. 固元丹

【方源】 《普济方》卷二二八

【组成】 菟丝子、益智仁(去皮)、牛膝、石斛、黄芪、干地、黄桑、寄生、草薢、茯苓、川芎、五味子、山茱萸、羌活、木香、虎骨(酥炙黄黑色)、肉豆蔻各一分　厚朴(去皮、姜制)、青橘皮各三铢　鳖甲(醋炙)半两　阿魏三铢　肉苁蓉一分

【主治】 五劳七伤,元气亏弱,血气虚损,一切虚冷,百般劳证。

【用法】 上为细末,以好酒少许化阿魏,与蜜合炼为丸,如梧桐子大,早服盐汤四十丸。

3. 菟丝子丸

【方源】 《圣济总录》卷一〇二

【组成】 菟丝子(酒浸一宿,别捣末)、白茯苓(去黑皮)、山芋、人参、防风(去叉)、车前子、熟干地黄(焙)、黄芪(剉)、石决明各一两

【主治】 肾肝虚,目昏暗,不能远视。

【用法】 上九味,捣罗为末,炼蜜为丸如梧桐子大,每服二十丸,空心温酒下,临卧再服。

4. 大附散

【方源】 《魏氏家藏方》卷四

【组成】 附子(炮,去皮脐)、人参(去芦)、茯苓(白者,去皮)、白术(炒)、金钗石斛(洗净,剉细,酒拌微炒)、山药、黄芪(蜜水或盐水炙)、当归(去芦尾,酒浸)、川芎各一两　木香(不见火)、甘草(炙)各半两

【主治】 真阳不足,脏气虚弱,荣卫损耗。

【用法】 上为细末。每服二钱,水一盏半,生姜三片,枣子一个,煎至七分,空心食前服。

5. 枸杞子丸

【方源】《太平圣惠方》卷五十三

【组成】 枸杞子一两　白茯苓一两　黄芪(剉)一两　鸡胜胵(微炙)一两　半栝楼根三分　泽泻半两　牡丹半两　山茱萸半两　麦门冬(去心,焙)一两　半牡蛎(烧为粉)一两　桑螵蛸(微炒)三分　车前子三分

【主治】 消肾,久渴不愈,困乏,小便滑数,心神虚烦。

【用法】 上件药,捣罗为末,炼蜜和捣三二百杵,丸如梧桐子大。每于食前,以粥饮下三十丸。

6. 人参丸

【方源】《圣济总录》卷五十九

【组成】 人参三分　鹿茸(去毛,酒炙)一两　黄芪(剉)三分　栝楼根一两　桑螵蛸(炙)一两　杜仲(去粗皮,炙,剉)三分　鸡肶胵(炙)四枚　山茱萸三分　菟丝子(酒浸一宿,焙干,别捣为末)一两半

【主治】 消肾,身体羸瘦,小便频数。

【用法】 每服三十丸,煎枣汤送下,日三服。

7. 补肾丸

【方源】《圣济总录》卷五十二

【组成】 肉苁蓉(酒浸,焙)三两　黄芪(炙,剉)、附子(炮裂,去皮脐)、泽泻、巴戟天(去心)各二两　枳壳(去瓤,麸炒)、桃仁(去皮尖双仁,炒黄)、蒺藜子(炒去角)、白术、牡蛎(煅过,研细)、牛膝(酒浸,切,焙)、菟丝子(酒浸,捣,焙)、干姜(炮)、蜀椒(去目及合口者,炒出汗)、槟榔(剉)、桂(去粗皮)、陈橘皮(去白,焙)各一两　五味子(炒)一两半

【主治】 肾脏积冷,虚损气乏羸劣。

【用法】 空心温酒送下三十丸。

8. 补肾汤

【方源】《圣济总录》卷五十二

【组成】 黄芪(炙,剉)一两半　人参、白茯苓(去黑皮)、独活(去芦头)、川芎、当归(切,焙)、芍药、白术(剉,炒)、蒺藜子(炒去角)、附子(炮裂,去皮脐)、泽泻各一两　蜀椒(去目及合口者,炒出汗)二两

【主治】 肾脏虚损,耳作蝉鸣,腹痛腰疼。

【用法】 上一十二味,剉如麻豆。每服五钱匕,以水二盏,先煎羊肾一只至一盏半,入药煎取八分,去滓空心顿服。

第六章　治疗其他疾病

1. 人参甘草汤

【方源】《医方类聚》卷七十五

【组成】 甘草(去皮)一两　桔梗五钱　人参二钱　黄芪二钱

【主治】 咽喉肿痛。

【用法】 上㕮咀,每服三钱,水一盏半,煎至一盏,去滓,临卧极热细呷。若有肿痛,加生姜三片。

2. 芦根汤

【方源】《圣济总录》卷一百二

【异名】 芦根饮子(《秘传眼科龙木论》卷五)

【组成】 芦根(剉)、黄芪(剉)、大黄(剉炒)、黄芩(去黑皮)、防风(去叉)各一两　玄参一两　半芒硝(汤成下)

【主治】 ①《圣济总录》:胎风,眼目赤烂。②《秘传眼科龙木论》:暴赤眼后,急生翳外障。

【用法】 上七味除芒硝外,为捣筛,每服二钱匕,水一盏,煎至六分,去滓,投芒硝半钱匕,放温食后服,临卧再服。

3. 升麻汤

【方源】《圣济总录》卷一百一十一

【组成】 升麻、黄芪(剉)、犀角(镑)、萎蕤、玄参各一两

【主治】 膀胱热,肝膈中风毒,生丁翳。

【用法】 上五味剉如麻豆大,每服五钱匕,水一盏半,煎至八分,去滓,加芒硝半钱匕,竹沥少许,空心,温服。

4. 木香汤

【方源】《圣济总录》卷一二四

【组成】 木香、陈橘皮(汤浸,去白,焙)、厚朴(去粗皮,生姜汁炙)、半夏(生姜汁浸一宿,汤洗三遍,切,焙)、白术、甘草(炙)、桂(去粗皮)、大腹皮各半两 黄芪(剉)、人参、桔梗(炒)、芍药各三分

【主治】 咽喉噎滞,如有物妨闷。

【用法】 上十二味粗捣筛,每服三钱匕,水一盏,入生姜一枣大拍碎,煎至六分,去滓,食后热服,日三。

5. 黄芪芍药汤

【方源】《兰室秘藏》卷中

【组成】 葛根、羌活各五钱 白芍药、升麻各一两 甘草(炙)二两 黄芪三两

【主治】 鼻衄血多,面黄,眼涩多眵,手麻木。

【用法】 上㕮咀,每服五钱,水二盏,煎至一盏,食后温服。

6. 安神复元汤

【方源】《寿世保元》卷六

【组成】 黄芪(蜜炙)一钱五分 人参一钱五分 当归(酒洗)一钱五分 柴胡一钱 升麻五分 黄连(酒炒)一钱 黄芩(酒炒)一钱 黄柏(酒炒)一钱 知母一钱 防风一钱 蔓荆子七分 甘枸杞子一钱五分 麦门冬一钱 茯神一钱 远志一钱 酸枣仁(炒)一钱五分 甘草五分

【主治】 思虑烦心而神散,精脱于下,真阴不上泥丸,而气不聚,耳鸣耳重听,及耳内痒。

【用法】 上剉一剂,圆眼肉三枚,水煎服。

7. 辛夷散

【方源】《寿世保元》卷六

【组成】 辛夷花一钱 黄芪一钱 人参一钱五分 当归一钱 白芍一

钱　川芎一钱　白芷一钱　细辛八分　黄芩(酒炒)一钱

【主治】　脑漏,鼻中流出臭脓水。

【用法】　上剉一剂,灯心三十根,水煎,食远服。

8. 升麻散

【方源】　《太平圣惠方》卷三十二

【组成】　川升麻一两　黄芪(剉)一两　犀角屑一两　蕤仁半两　玄参一两　防风(去芦头)一两　甘草(炙微赤,剉)半两　黄连(去须)半两　杏仁(汤浸,去皮尖双仁,麸炒微黄)半两

【主治】　眼胎赤,风毒上攻,肿痛。

【用法】　上件药,捣粗罗为散。每服三钱,以水一中盏,煎至五分,去滓,入竹沥半合,更煎一两沸,每于食后温服。忌炙煿、热面、毒鱼肉。

9. 羊肉当归汤

【方源】　《备急千金要方》卷十三

【组成】　当归四分　干姜、橘皮、黄芪、芍药、川芎、桂心、独活、防风各一分　人参、吴茱萸、甘草、干地黄、茯苓各一分　生姜六分　大枣三十枚　羊肉半斤

【主治】　腹冷绞痛。

【用法】　上十七味,㕮咀,以水一斗半煮肉,取一斗二升,出肉纳诸药,煮取三升,分三服,日三。覆取温暖。

10. 补虚黄芪浸酒

【方源】　《圣济总录》卷九十

【组成】　黄芪(去芦头)二两　萆薢、防风(去叉)、川芎、牛膝(去苗)各一两　独活(去芦头)、山茱萸各一两　五味子二两

【主治】　虚劳手足逆冷,脚膝疼痛。

【用法】　上八味细剉,用生绢袋子贮之,以好酒二斗浸,秋冬五日,春夏三日,每日空腹温服半盏。

11. 羊肉黄芪汤

【方源】 《备急千金要方》卷三

【组成】 羊肉三斤　黄芪三两　大枣三十枚　茯苓、甘草、当归、桂心、芍药、麦门冬、干地黄各一两

【主治】 产后虚乏。

【用法】 上十味,㕮咀,以水二斗煮羊肉,取一升,去肉,纳诸药,煎取三升,去滓,分三服,日三。

12. 人参养荣汤

【方源】 《太平惠民和剂局方》卷五

【组成】 白芍药三两　当归、陈皮、黄芪、桂心(去粗皮)、人参、白术(煨)、甘草(炙)各一两　熟地黄(制)、五味子、茯苓各七钱半　远志(炒,去心)半两

【主治】 积劳虚损,四肢沉滞,骨肉酸疼,吸吸少气,行动喘㖞,小腹拘急,腰背强痛,心虚惊悸,咽干唇燥,饮食无味,阴阳衰弱,悲忧惨戚,多卧少起。久者积年,急者百日,渐至瘦削,五脏气竭,难可振复。又治肺与大肠俱虚,咳嗽下痢,喘乏少气,呕吐痰涎。

【用法】 上剉散。每服四大钱,水一盏半,生姜三片,枣子二枚,煎至七分,去滓温服。

13. 大补元汤

【方源】 《罗氏会约医镜》卷十

【组成】 人参二钱　淮山药(炒)二钱　黄芪(蜜炒)二钱　白术二钱　熟地二三钱或多加当归二三钱　山茱萸一钱　枸杞二三钱　甘草一二钱　五味(蜜炒)七分　杜仲(姜炒)二钱　生姜八分　红枣三枚

【主治】 气血虚甚,元气将脱,一时昏沉、掉摇等证。

【用法】 水煎服。

14. 八味回阳饮

【方源】《罗氏会约医镜》卷三

【组成】　人参(无者,以蜜炒黄芪)一两　代之附子二三钱　干姜(炒)二三钱　当归身(如泄泻者,或血热动血者,去之)三钱　熟地数钱或一二两　甘草(炙)一钱　白术三四钱　黄芪(蜜炒)三钱

【主治】　伤寒脉虚将绝,阴阳将脱。

【用法】　水煎,温服。如泄泻者,加乌梅两个。虚火上浮者,加茯苓二钱、麦冬一钱。如肝滞而胁胀痛者,加肉桂钱半。

15. 补心汤

【方源】《千金方》卷十四

【组成】　人参、甘草、枳实、当归、龙齿、桔梗各三两　半夏、桂心各五两　黄芪四两　生姜六两　茯神二两　大枣二十枚　茯苓、远志各三两

【主治】　奄奄忽忽,朝瘥暮剧,惊悸,心中憧憧,胸满,不下食,阴阳气衰,脾胃不磨,不欲闻人声。

【用法】　上十四味,㕮咀,以水一斗二升,先煮粳米五合,令熟,去滓内药,煮取四升。分服八合,日三夜二。

16. 枳实汤

【方源】《千金翼方》卷二十二

【组成】　枳实(炙)、芍药、干地黄、前胡、黄芩、通草各三两　知母、川芎、细辛、茯苓、黄芪、人参、甘草(炙)各二两

【主治】　男子发背,胁结块气,或经一月苦寒热。

【用法】　上十三味㕮咀,以水一斗一升煮取三升五合,去滓,分四服。

17. 半夏汤

【方源】《外台》卷十引《古今录验》

【组成】　当归、防风、黄芪各二两　柴胡半斤　细辛、麻黄(去节)、人参各一两　杏仁五十粒　桂心三两　半夏(洗)一升　大枣二十枚　生姜五两

黄芩一两

【主治】 上气,五脏闭塞,不得饮食,胸中胁下支胀,乍去乍来,虚气结于心中,伏气住胃管,唇干口燥,肢体动摇,手足疼冷,梦寐若见人怖惧。

【用法】 上十三味,切,以水一斗,先煮麻黄一沸,去上沫,更入水一升及诸药,煮取五升,分为五服,日三夜二。忌羊肉、生葱、生菜、饧等。

18. 摄阳汤

【方源】 《辨证录》卷七

【组成】 人参一两 黄芪一两 白芍五钱 麦冬五钱 北五味一钱 山茱萸三钱 熟地一两

【主治】 寒证。

【用法】 水煎服。二剂汗少止,四剂汗大止,十剂痊愈。

19. 固阳汤

【方源】 《万病回春》卷三。

【组成】 人参、黄芪各二钱 白术(去芦)、茯苓各四钱 干姜八钱 良姜(腹痛倍用)三钱 白姜八钱 厚朴(姜汁炒)三钱 大附子(炮)四钱

【主治】 阳证归阴,阴囊缩入,手足厥冷,腹痛胀,汗冷出,脉或反洪弦。

【用法】 上剉一剂,水煎,热服。

20. 乌药顺气散

【方源】 《普济方》卷九十二

【组成】 黄芪、枳壳、麻黄、白茯苓、人参、枳实、川芎、当归、苍术(米泔浸七次七日)、天台乌药各半两 官桂三钱 半夏、白术、白芍药、防己各一两 甘草三钱 当归半两

【主治】 男子妇人口眼㖞斜,四肢软弱疼痛并一切风湿疼痛之疾。

【用法】 上咬咀。每服三钱,水二盏,加生姜七片、枣二枚,煎八分,去滓澄清,加麝香一捻,同煎热,细细呷服,不拘时候。

21. 二黄丸

【方源】　《普济方》卷三十八引《肘后方》卷三十八

【组成】　黄芪、黄连各等份

【主治】　肠风泻血。

【用法】　上为末,面糊丸,绿豆大,每服30丸,米饮下。

22. 止衄散

【方源】　《三因》卷九

【组成】　黄芪六钱　赤茯苓、白芍药、当归、生干地黄、阿胶(炙)各三钱

【主治】　气郁发衄。

【用法】　上为细末。煎黄芪汤调下二钱匕,未知再作。

23. 内补散

【方源】　《圣惠》卷六十

【组成】　黄芪(剉)、枳壳(麸炒微黄,去瓤)、侧柏叶(炙微黄)各一两

【主治】　大肠风毒,下血不止。

【用法】　上件药,捣细罗为散。每于食前,以粥饮调下二钱。

24. 八风汤

【方源】　《外台》卷十九

【组成】　防风、芍药、茯苓各二两　黄芪三两　独活四两　当归、人参、干姜各三两　甘草(炙)一两　大豆二升　附子(炮)大者一枚

【主治】　五缓六急遂,身体不仁,下重,腹中雷鸣,失小便。

【用法】　上十一味,切,以水一斗,渍酒二升,合煮取三升,分三服。

25. 天麻黄芪汤

【方源】　《兰室秘藏》卷下

【组成】　天麻、芍药、神曲(炒)、羌活(肢节不痛去之)、茯苓各三分　人参、黄连各四分　当归五分　黄芪、甘草、升麻、葛根、黄柏、苍术各六分　泽

泻七分　柴胡九分

【主治】　表有风证,因连日醉饮,其证复来,上口角并眼颇有侧视,及左手、左脚腿麻木疼痛。

【用法】　上㕮咀,作一服,水三盏,煎至一盏,去粗,食远温服。或加猪苓六分。

26. 赤箭散

【方源】　《圣惠》卷二十二

【组成】　赤箭三分　前胡(去芦头)一两　白蒺藜(微炒,去刺)、黄芪(剉)各半两　枳壳(麸炒微黄,去瓤)三分　防风(去芦头)一两　羚羊角屑、甘菊花各半两　甘草(炙微赤,剉)一分

【主治】　头面风,皮肤瘙痒,头目昏疼,上焦烦壅。

【用法】　上件药,捣粗罗为散。每服四钱,以水一中盏,煎至六分,去滓,不计时候温服。

27. 牛黄丸

【方源】　《圣济总录》卷一十四

【组成】　牛黄(研)一钱　地榆三两　白附子(炮)三两　丁香半两　麝香(研)半字　黄芪(细剉)二两　雄黄(研,水飞过)一两　天麻、羌活(去芦头)、川芎各二两

【主治】　风邪客于五藏,精神恍惚不宁。

【用法】　上一十味捣罗为细末,入研者三味和匀,以蜜水熬甘草成膏,和众药丸如樱桃大,每服一丸,茶酒嚼下。

28. 宣闭汤

【方源】　《辨证录》卷九

【组成】　黄芪、茯苓各五钱　人参、猪苓各三钱　泽泻二钱　半夏、肉桂、羌活各一钱

【主治】　终日捕鱼,身入水中,时而发热,畏寒恶冷。

【用法】　水煎服。

29. 荆芥散

【方源】 《全生指迷方》卷二

【组成】 荆芥穗、人参、白术、当归(切细,焙)、黄芪、芍药、桂(去皮)各一两 柴胡(去苗)二两 甘草(炙)半两

【主治】 翕翕发热,淅淅恶寒,无有时度,支节如解,手足酸痛,头目昏晕,久不治成劳气者。

【用法】 上为末。每服五钱,水二盏,煎至一盏,去滓温服。

30. 吴茱萸汤

【方源】 《圣济总录》卷二十七

【组成】 吴茱萸(汤洗,炒干)一两 白附子、天南星、柴胡(去苗)、鳖甲(去裙襕,醋炙)、前胡(去芦头)、细辛(去苗叶)、羌活(去芦头)、黄芪(剉)、干姜(炮)、枳壳(去瓤,麸炒)、陈橘皮(汤浸去白,焙)、赤芍药、厚朴(去粗皮,生姜汁炙)、白檀、五味子、桔梗各半两 苍术(米泔浸一宿,去皮)、莎草根、当归(切,焙)、川芎、麻黄(去根节,汤煮,掠去沫)各一两 甘草(炙)一两半

【主治】 伤寒阴毒。

【用法】 上二十三味剉碎,入净锅内,慢火炒令黄,再粗捣筛,每服三钱匕,水一盏,生姜三片,同煎至七分,去滓,温服,不拘时候。

31. 术桂汤

【方源】 《兰室秘藏》卷下

【异名】 麻黄苍术汤

【组成】 苍术二钱 麻黄、神曲(炒)、橘皮、白茯苓、泽泻各一钱 桂枝、半夏、草豆蔻仁、猪苓各五分 黄芪三分 炙甘草二分 杏仁十个

【主治】 寒湿所客,身体沉重,胃脘痛,面色萎黄。

【用法】 上都作一服,水二盏,煎至一盏,去粗,食前热服。

参考文献

[1] 尚志钧校注. 神农本草经校注[M]. 北京:学苑出版社,2008:5,111,120.

[2] 明·李时珍. 本草纲目(校点本)[M]. 上册. 北京:人民卫生出版社,1982:696.

[3] 清·杨时泰. 本草述钩元[M]. 上海:上海科学技术出版社,1959:84,88.

[4] 王文荣,朱平. 黄芪的本草学研究[A]. 全国黄芪学术研讨会论文集[C]. 太原:中国药学会山西省药学会,1991.

[5] 中华人民共和国卫生部药典委员会. 中华人民共和国药典[S]. 一部. 北京:人民卫生出版社,1964:269.

[6] 冯毓秀,李鸣. 黄芪的本草考证[J]. 基层中药杂志,1993,7(2):4-9.

[7] 赵燏黄,等. 药用黄芪本草学及生药学的研究[M]. 北京:科学出版社,1959.

[8] 肖培根,冯毓秀,诚静蓉,等. 中药黄芪原植物及生药学的研究:Ⅰ. 黄芪的原植物鉴定和本草学考证[J]. 药学学报,1964,11(2):114-128.

[9] 汉·张仲景,王叔和集. 金匮要略方论[M]. 北京:人民卫生出版社,1973:7.

[10] 南北朝·雷敩. 雷公炮炙论[M]. 辑佚本. 上海:中医学院出版社,1986:22.

[11] 明·方贤. 奇效良方[M]. 北京:商务印书馆,1959:193.

[12] 明·朱橚. 普济方:卷五[M]. 北京:人民卫生出版社,1958:2538.

[13] 宋·钱乙. 小儿药证直诀[M]. 南京:江苏科学技术出版社,1985:84.

[14] 宋·唐慎微. 经史证类备急本草[M]. 上海:古籍出版社,1991:303.

[15] 宋·赵佶. 圣济总录[M]. 北京:人民卫生出版社,1982:356.

[16] 宋·朱端章. 卫生家宝产科备要[M]. 北京:人民卫生出版社,

1956:42.

[17] 宋·陈师文. 太平惠民和剂局方[M]. 北京:人民卫生出版社,1962:153.

[18] 宋·吴彦夔. 传信适用方[M]. 上海:上海科学技术出版社,2003:75.

[19] 宋·陈自明. 校注妇人良方[M]. 上海:科技卫生出版社,1959:548.

[20] 宋·扁鹊. 扁鹊心书[M]. 上海图书集成印书局林指月本(下),1896:27.

[21] 宋·陈言. 三因极一病证方论[M]. 北京:人民卫生出版社,1957:198.

[22] 明·武之望. 济阴纲目[M]. 上海:科学技术出版社,1958:135.

[23] 明·申斗垣. 外科启玄[M]. 北京:人民卫生出版社,1955.

[24] 元·曾世荣. 活幼心书:第三卷[M]. 宣统二年二月武昌医馆借蕲风堂藏至元刻本重校刊,1910:43.

[25] 明·楼英. 医学纲目[M]. 北京:人民卫生出版社,1987:1630.

[26] 清·许克昌,毕法. 外科证治全书[M]. 北京:人民卫生出版社,1987:110.

[27] 明·张洁. 仁术便览[M]. 北京:人民卫生出版社,1985:303.

[28] 明·龚廷贤. 寿世保元[M]. 上海:上海科学技术出版社,1959:513.

[29] 清·祁坤. 外科大成[M]. 上海:科技卫生出版社,1958:366.

[30] 清·赵学敏. 本草纲目拾遗[M]. 北京:人民卫生出版社,1957:361.

[31] 清·陈士铎. 本草新编[M]. 北京:中国中医药出版社,1996:36.

[32] 清·陈修园. 医学从众录[M]. 新校注陈修园医书. 上海:科学技术出版社,1957:86.

[33] 清·鲍相璈. 增广验方新编[M]. 上海:上海锦章书局,1940.

[34] 张明生. 近年来中药炮制研究新进展[J]. 中医药信息,2005,27(5):41-43.

[35] 明·缪希雍. 炮炙大法[M]. 北京:北京市中国书店,1992:23.

[36] 清·严洁.得配本草:草部[M].上海:上海科学技术出版社,1994:2.

[37] 清·黄元御.黄元御医书十一种——长沙药解[M].北京:人民卫生出版社,1990:412.

[38] 清·吴仪洛.本草从新[M].北京:人民卫生出版社,1990:9.

[39] 清·黄宫绣.本草求真[M].上海:上海科学技术出版社,1959:6.

[40] 明·李中梓.李中梓医药全书[M].北京:中国中医药出版社,1999:502.

[41] 明·张介宾.景岳全书[M].上海:上海科学技术出版社,1870:10.

[42] 清·汪昂.医方集解[M].上海:上海科学技术出版社,1668:77.

[43] 陈士铎著;柳璇,宋柏杨校注.本草新编[M].北京:中国医药科技出版社,2011:28-29,35,88.

[44] 倪朱谟著;郑金生,等校注.本草汇言[M].北京:中国古籍出版社,2005:9-14,14-15.

[45] 黄宫绣著;王淑民校注.本草求真[M].北京:中国中医药出版社,1997:6-7,113-114.

[46] 陈嘉谟撰;张印生,韩学杰,等点校.本草蒙筌[M].北京:中国古籍出版社,2008:97-98,134-136.

[47] 张仲景著;陈纪藩主编.金匮要略[M].北京:人民卫生出版社,2000:183.

[48] 张志聪著;张淼,伍悦点校.本草崇原[M].北京:中国中医药出版社,1999:1095-1096.

[49] 李时珍著;王育杰整理.本草纲目[M].北京:人民卫生出版社,2004:1917-1920,649-650,685.

[50] 张山雷著;程东旗点校.本草正义[M].福州:福建科学技术出版社,2006:27-32.

[51] 汪昂著;张一昕点校.本草备要[M].北京:人民军医出版社,2007:6,88.

[52] 魏荔彤撰;杜雨茂,等点校.金匮要略方论本义[M].北京:学苑出版社,2011:6.

附　注

1. 本书中,"锉"与"剉"为通假字;字典中,二者皆有"铡切,斩剁"的意思。

2. 计量单位释义:

① 合:古代容量的计量方法。汉朝时期,一合＝20毫升;唐朝时期,一合＝60毫升;明清时期,一合＝100毫升。

② 铢:古代重量单位。国家计量总局编《中国古代度量衡图集》也记载汉代一两为15.6克。汉一两为24铢,因此,一铢＝0.65克。

③ 字:古以唐"开元通宝"钱币抄取药末,将药末填满钱面四字中一字之量,即称一字,约合今之0.4克。

④ 钱匕:古代量取药末的器具。一钱匕为1.5～1.8克。

钱五匕:约合今一分四厘,合0.6克(为一钱匕的四分之一)。

半钱匕:约合今二分八厘,合一克强。

一钱匕:约合今五分六厘。[①]

⑤ 钱:一钱≈3.12克。

分:一分＝10厘＝0.3125克

厘:一厘＝0.03125克

[①]　古代中药计量单位简介.自学中医保健网,2013.2.7.